Nesrine Souayeh
Azza Laaouini
Hajer Bettaieb

Modelo M4 e rácio HCG

Nesrine Souayeh
Azza Laaouini
Hajer Bettaieb

Modelo M4 e rácio HCG

Desempenho na previsão do resultado de gravidezes de localização indeterminada

ScienciaScripts

Imprint

Any brand names and product names mentioned in this book are subject to trademark, brand or patent protection and are trademarks or registered trademarks of their respective holders. The use of brand names, product names, common names, trade names, product descriptions etc. even without a particular marking in this work is in no way to be construed to mean that such names may be regarded as unrestricted in respect of trademark and brand protection legislation and could thus be used by anyone.

Cover image: www.ingimage.com

This book is a translation from the original published under ISBN 978-620-6-71441-5.

Publisher:
Sciencia Scripts
is a trademark of
Dodo Books Indian Ocean Ltd. and OmniScriptum S.R.L publishing group

120 High Road, East Finchley, London, N2 9ED, United Kingdom
Str. Armeneasca 28/1, office 1, Chisinau MD-2012, Republic of Moldova, Europe
Printed at: see last page
ISBN: 978-620-7-74521-0

ÍNDICE DE CONTEÚDOS

INTRODUÇÃO

A gravidez de localização indeterminada (GLI) é definida como a situação em que uma gravidez é confirmada por uma análise de urina ou de sangue, mas a ecografia endovaginal (EEV) não permite inicialmente especificar a localização da gravidez (intra-uterina ou extra-uterina). [1].

Não se trata de um diagnóstico, mas sim de uma classificação intermédia enquanto se aguarda o resultado final, que pode ser favorável no sentido de uma gravidez intra-uterina (GI) viável ou não viável ou de uma IGL falhada, ou desfavorável no sentido de uma IGL persistente ou de uma gravidez ectópica (PE). [2]. Consequentemente, é necessário um acompanhamento com exames clínicos e para-clínicos adicionais antes de se poder determinar a localização e/ou a viabilidade de uma gravidez. [[1].

A incidência da LIG está a aumentar gradualmente e representa atualmente entre 8 e 10% das consultas de urgência ginecológica. [[3,4]. Por conseguinte, continua a ser um tema de preocupação e uma fonte de ansiedade tanto para as doentes como para os profissionais. [[5].

Em 0,03% a 2,4% dos casos, a GLI progride para uma gravidez extra-uterina (EPU) com rutura que requer tratamento cirúrgico de emergência e uma transfusão de sangue [6,7].

A fim de evitar ensaios repetitivos de ß -HCG e hospitalizações desnecessárias, foram propostos vários biomarcadores para estratificar o risco de progressão da GII, sendo os mais frequentemente utilizados a progesterona sérica e o rácio HCG. [2].

Com base nestes parâmetros, foram também desenvolvidos modelos matemáticos, como o modelo M4 e, mais recentemente, o modelo M6. Estes modelos têm a vantagem de classificar certas pacientes no grupo de baixo risco de gravidez ectópica desde a primeira consulta, com melhor desempenho para o modelo M6 graças à integração do nível inicial de progesterona [8].

No entanto, as orientações das diferentes sociedades científicas são heterogéneas no que diz respeito à escolha do biomarcador a utilizar e aos pontos de corte a considerar para os diferentes modelos matemáticos. Além disso, nenhum estudo tunisino avaliou a utilização destes métodos na triagem da LIG, onde o acesso à medição da progesterona sérica de urgência continua a ser muito limitado.

Com este objetivo, realizámos este estudo para avaliar o desempenho do modelo M4 e do rácio HCG na estratificação do risco de gravidezes de localização indeterminada (GLI).

MATERIAIS E MÉTODOS

1. Apresentação do estudo

1.1 Tipo de estudo

Estudo unicêntrico, retrospetivo, descritivo e analítico de 384 casos de gravidez de localização indeterminada (GLI).

1.2 Âmbito e localização do estudo

Este trabalho foi efectuado no serviço de obstetrícia e ginecologia do hospital regional de Ben Arous. Trata-se de uma maternidade de nível IIB que presta serviços de obstetrícia, ginecologia médica, cirurgia ginecológica de patologias benignas e cirurgia ginecológica carcinológica nos subúrbios do sul de Tunes.

1.3. Período de estudo

O nosso estudo foi realizado durante um período de 6 anos e 4 meses, de 1 de janeiro de 2017 a 30 de abril de 2023.

2. População estudada

2.1. Critérios de inclusão

Incluímos doentes que consultaram o nosso serviço de urgência e que apresentavam um teste ß -HCG positivo sem sinais óbvios de gravidez ectópica (PE) ou gravidez intra-uterina (GIU) na ecografia.

2.2 Critérios de não-inclusão

Não incluímos :

- Doentes com um estado hemodinâmico instável na admissão.

- Pacientes com anomalias na ecografia inicial: massa latero-uterina, derrame pélvico, dúvida sobre um saco gestacional intrauterino.

2.3 Critérios de exclusão

Excluímos :

- Doentes cujo resultado da LIG era desconhecido.
- Doentes com um diagnóstico de EP ou IUP nas primeiras 48 horas de hospitalização.
- Doentes que não tenham efectuado um teste de ß -HCG após 48 horas do primeiro teste.
- Doentes que evoluíram para doença trofoblástica gestacional persistente.

2.4. Critérios de avaliação

O resultado primário foi a gravidez com localização indeterminada, definida da seguinte forma, de acordo com a nomenclatura de consenso estabelecida por Barnhart et al em 2011 (Anexo 1):

1) Falha da GLI: se o nível sérico de ß -HCG tiver descido para 25 UI/L ou menos (ensaio negativo).

2) Gravidez ectópica: se uma gravidez ectópica fosse visível na ecografia endovaginal (EEV) ou durante a laparoscopia e se os níveis de ß -HCG fossem estáticos (variação inferior a 15% a cada 48 horas em três determinações consecutivas).

3) Gravidez intra-uterina: se tiver sido visualizado um saco gestacional na EEV com ou sem vesícula vitelina ou tecido heterogéneo na cavidade uterina consistente com produtos de conceção na aspiração.

4) GLI persistente: se o nível de ß -HCG não baixar espontaneamente, ou se houver um aumento anormal ou um patamar (uma variação inferior a 15% em três medições consecutivas com intervalos de 48 horas), e se a ecografia endovaginal (EEV) não mostrar gravidez intra-uterina ou extra-uterina.

3. Métodos

3.1 Cálculo da dimensão da amostra

Para calcular a dimensão da amostra necessária para obter resultados estatisticamente significativos, utilizámos a seguinte fórmula

Tamanho ideal da amostra = $\dfrac{(Score\ Z)^2 \times ecart\ type \times (1-ecart\ type)}{(marge\ d'erreur)^2}$

Com :

- Escore Z = 1,96 (representando o valor crítico associado ao nível de confiança desejado de 95%)
- 5% de desvio padrão
- 5% de margem de erro

Dimensão da amostra= ((1,96) 2x 0,5 x (0,5)) / 0,052 ≈ 384

3.2. Pontuações avaliadas

3.2.1. Rácio HCG

O rácio de HCG é definido como o nível de HCG às 48 horas dividido pela dose inicial de HCG. Para avaliar a sua relevância na estrelação de risco da LIG, utilizámos os seguintes pontos de corte, referentes aos dados mais recentes da literatura (Anexo 2):

- Um rácio inferior a 0,87 (indicando uma descida dos níveis de HCG de pelo menos 13% em 48 horas) é considerado compatível com um resultado final de insucesso da GLI.
- Um rácio superior a 1,66 é suscetível de conduzir a um resultado final de gravidez intra-uterina (GPI).
- E um rácio entre estes dois valores é mais indicativo de uma gravidez ectópica ou de GLI persistente.

3.2.2. Modelo M4

O modelo M4 é um modelo matemático de regressão logística que tem como variáveis a dosagem sérica inicial de HCG e o rácio de HCG. Para cada paciente, ele calcula a probabilidade de ter uma gravidez intra-uterina, de EP e de falha da GLI. A paciente foi considerada de alto risco se o risco de EP fosse maior ou igual a 5% (Anexo 3).

3.2.3. Estimativa das despesas efectivas

O custo do tratamento das pacientes incluídas no nosso estudo foi estimado calculando as despesas incorridas com testes adicionais (em particular testes de ß-HCG e ecografias), procedimentos de diagnóstico (revisões uterinas, laparoscopias de diagnóstico) e o custo do internamento hospitalar necessário para chegar ao diagnóstico final.

3.2.4. Estimativa das despesas teóricas

Para todos os pacientes, estimámos o custo teórico do tratamento calculando a despesa teórica em função da classificação de risco utilizando as pontuações estudadas:

3.2.4.1. Estimativa das despesas se fosse aplicada a triagem por rácio HCG

Para todos os doentes, estimámos a despesa teórica se aplicássemos o algoritmo abaixo (Figura 1) inspirado no trabalho de Bobdiwala et al (Anexo 2).

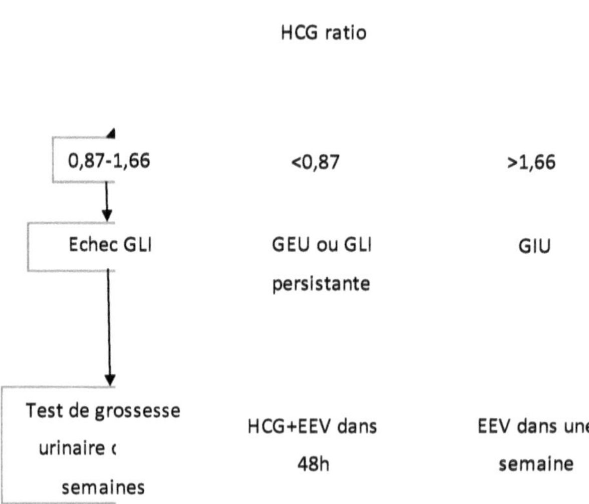

EEV: ecografia pélvica endovaginal; GLI: gravidez de localização indeterminada; GEU: gravidez extra-uterina; GIU: gravidez intra-uterina; HCG: gonadotrofina coriónica humana.

Figura 1Algoritmo para triagem e gestão da LIG utilizando o rácio HCG

3.2.4.2. Estimativa das despesas em caso de aplicação da triagem segundo o modelo M4

Para todos os doentes, estimámos também a despesa teórica se aplicássemos o algoritmo de triagem através do modelo M4 proposto por Bobdwila et al. (Figura 2) (Anexo 4).

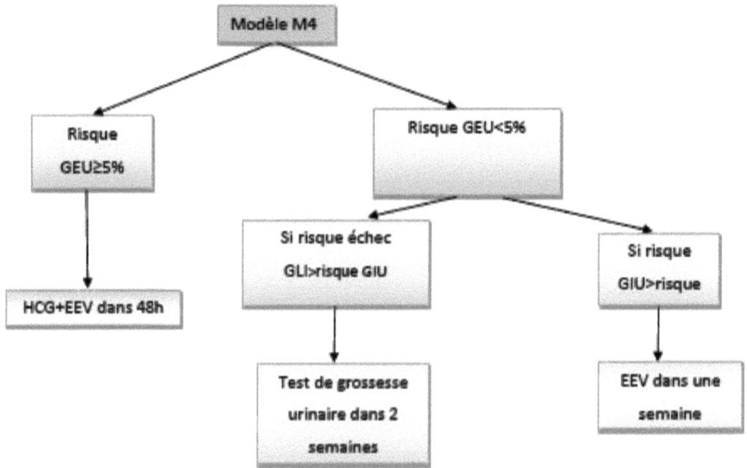

EEV: ecografia pélvica endovaginal; GLI: gravidez de localização indeterminada; GEU: gravidez extra-uterina; GIU: gravidez intra-uterina; HCG: gonadotrofina coriónica humana.

Figura 2Algoritmo de triagem e tratamento dos GLIs utilizando o modelo M4

3.2.5. Estimativa das economias

A despesa poupada foi estimada calculando a diferença entre a despesa efectiva incorrida para chegar ao diagnóstico final e a despesa "teórica" que teria sido incorrida se o rácio HCG e o modelo M4 tivessem sido incluídos.

3.3. Recolha de dados

Foi utilizado um formulário de recolha de dados pré-estabelecido para todos os doentes (Anexo 5).

Os dados foram recolhidos dos registos médicos das pacientes admitidas no serviço de obstetrícia e ginecologia do hospital regional de Ben Arous por causa da LIG.

3.3.1. Historial médico

O interrogatório permitiu-nos especificar:

- Idade
- Origem geográfica
- Estado civil
- História médica e cirúrgica
- Antecedentes ginecológicos e obstétricos: idade gestacional, paridade, modo de parto, menarca, regularidade e duração do ciclo menstrual, data do último período menstrual (DDR) e duração da amenorreia, antecedentes de dismenorreia ou dispareunia, antecedentes de plastia tubária, endometriose, infertilidade, EP ou infeção genital superior (UGI).
- Contraceção
- Fumar
- Recurso à procriação medicamente assistida (PMA)
- E, finalmente, o motivo da consulta: metrorragia, dores pélvicas, sinais simpáticos de gravidez, ...

3.3.2. Dados do exame físico

O exame físico revelou :

- Avaliar o estado geral, o estado de consciência e a palidez mucocutânea

- Medir as constantes hemodinâmicas (pressão arterial e pulso) e a temperatura

- Procurar sensibilidade ou desconforto pélvico e especificar o local

- Procurar a presença ou ausência de metrorragia, especificar a abertura do colo uterino, a presença ou ausência de uma massa anexial ou dor no fundo de saco (CDS) de Douglas ao toque vaginal e ao exame do espéculo.

3.3.3. Dados paraclínicos

3.3.3.1. Ensaios biológicos

Para todos os doentes, especificámos os resultados dos seguintes testes biológicos:

- Medição inicial e em 48 horas do ß-HCG

- Contagem sanguínea

- Velocidade de protrombina (TP) e tempo de tromboplastina parcial activada (TTPA)

Também registámos o número de testes ß-HCG necessários para chegar ao diagnóstico final.

3.3.3.2. Dados da ecografia pélvica

Todas as pacientes incluídas no nosso estudo foram submetidas a ecografia pélvica suprapúbica e endovaginal. Registámos a espessura do endométrio, o aspeto dos anexos, a presença ou ausência de derrame intra-peritoneal e a sua abundância.

Também registámos o número de ecografias pélvicas necessárias para chegar ao diagnóstico final.

3.3.4. Gestão

O tratamento da LIG no serviço de obstetrícia e ginecologia de Ben Arous é efectuado de acordo com um protocolo estabelecido no serviço (Anexo 2).

Registámos a duração do internamento hospitalar e os procedimentos diagnósticos e terapêuticos realizados para todos os doentes.

3.4. Análise estatística

Os dados foram introduzidos e analisados utilizando o Statistical Package for Social Science (SPSS) versão 26.

3.4.1. Estudo descritivo

Calculámos frequências absolutas e frequências relativas (percentagens) para as variáveis qualitativas.

Para as variáveis quantitativas, calculámos as médias, as medianas e os desvios-padrão e determinámos os valores extremos.

3.4.2. Estudo analítico

Os doentes foram estratificados em termos de risco utilizando o rácio HCG e o modelo M4.

Uma segunda classificação foi feita de acordo com o diagnóstico selecionado. De acordo com o diagnóstico final, a nossa população foi dividida em três grupos, como se segue:

> ➢ Grupo 1 (G1): Gravidez ectópica (PE)

> ➢ Grupo 2 (G2): gravidez intra-uterina progressiva (GPI)

> ➢ Grupo 3 (G3): gravidez intra-uterina não progressiva ou gravidez falhada de localização indeterminada (GLI)

As comparações de três médias em séries independentes foram efectuadas utilizando o teste t de Student para séries independentes e o teste não paramétrico de Kruskal walis.

As comparações de percentagens em séries independentes foram feitas através do teste do qui-quadrado de Pearson e, em caso de significância no teste do qui-quadrado e de não validade deste teste e comparação de 2 percentagens, através do teste exato bicaudal de Fisher.

Para identificar os factores independentes, utilizámos a regressão logística binária, considerando os factores com um nível de significância (p) inferior a 0,2.

A associação foi medida pelo Odds Ratio (OR) e pelo seu intervalo de confiança de 95% [IC 95%].

Em todos os testes estatísticos, o nível de significância foi fixado em 0,05.

4. Pesquisa bibliográfica

A pesquisa bibliográfica baseou-se em :

- Motores de pesquisa como o Pubmed, o Google Scholar e o Science Direct, utilizando palavras-chave.
- Teses disponíveis nas faculdades de medicina tunisinas e teses internacionais disponíveis na Internet.

Utilizámos as seguintes palavras-chave, de acordo com as directrizes do sistema MeSH: gravidez ectópica, gravidez interrompida, modelo matemático, rácio de HCG, prognóstico; a fim de efetuar pesquisas orientadas de artigos científicos.

As referências bibliográficas foram redigidas de acordo com as recomendações de VANCOUVER e organizadas pela ordem em que aparecem no texto.

5. Considerações éticas

Como o nosso estudo foi retrospetivo, não teve qualquer impacto na qualidade dos cuidados prestados aos doentes. No tratamento dos dados, respeitámos os princípios do anonimato e do sigilo médico. Os resultados serão acessíveis a todos os investigadores interessados neste domínio.

6. Conflitos de interesses

Não declaramos quaisquer conflitos de interesses.

RESULTADOS

1. Características epidemiológicas da população em estudo

De 1 de janeiro de 2017 a 30 de abril de 2023, 30463 mulheres foram admitidas no serviço de obstetrícia e ginecologia do hospital regional de Ben Arous por patologias obstétricas e ginecológicas. Entre estas pacientes, 613 mulheres apresentavam pelo menos um sinal patológico de gravidez precoce, o que corresponde a uma frequência de 2,01%.

Após a exclusão das mulheres com um estado hemodinâmico instável na admissão e/ou anomalias na ecografia inicial (n=195), excluímos 34 casos com base nos nossos critérios de exclusão. Assim, mantivemos 384 doentes com um teste ß-HCG positivo na biologia, sem sinais óbvios de gravidez extra-uterina (EUP) ou intra-uterina (IUP) na ecografia (Figura 3).

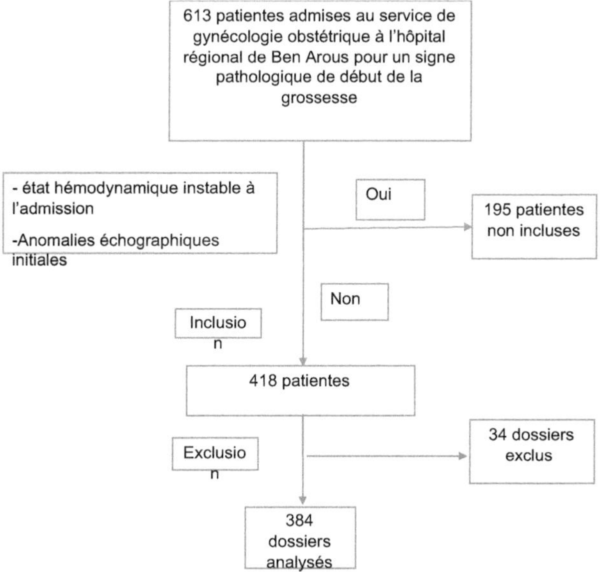

Figura 3Fluxograma

1.1 Incidência e prevalência da gravidez de localização indeterminada

A incidência média anual foi estimada em 55 casos/ano, representando uma prevalência de 1,4% (Figura 4).

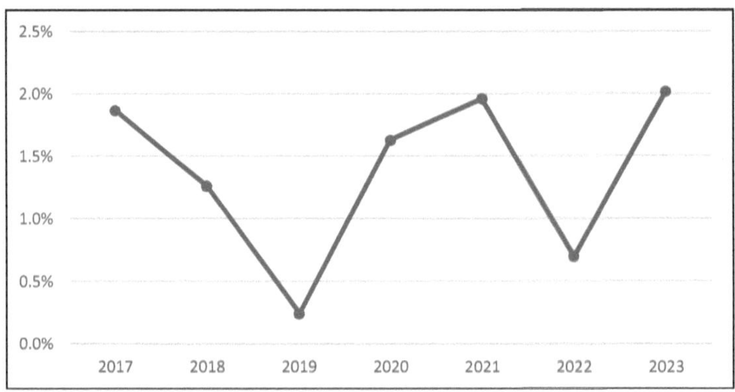

Figura 4Distribuição das pacientes de acordo com a incidência anual de gestações de localização indeterminada

De acordo com o diagnóstico final, a nossa população foi dividida em três grupos, como se segue (Figura 5):

- ➤ Grupo 1 (G1): 151 casos de PE, ou seja, 39%.

- ➤ Grupo 2 (G2): 61 casos de gravidez intra-uterina progressiva, ou seja, 16%.

- ➤ Grupo 3 (G3): 172 casos de gravidez intra-uterina não progressiva ou gravidez falhada de localização indeterminada (GLI), ou seja, 45%.

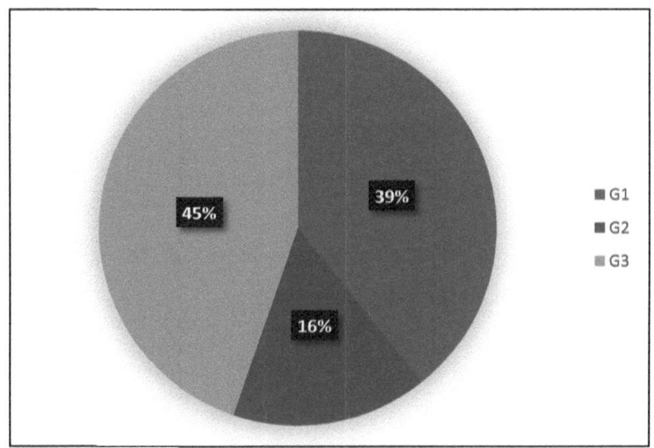

Figura 5Distribuição dos pacientes de acordo com o diagnóstico final

1.2. Idade

A idade média dos nossos doentes foi de 32,8±5,7 anos, com extremos que variaram entre 18 e 46 anos, e 34,4% dos doentes tinham mais de 35 anos de idade (n=132).

A figura seguinte mostra a distribuição dos doentes por idade (Figura 6).

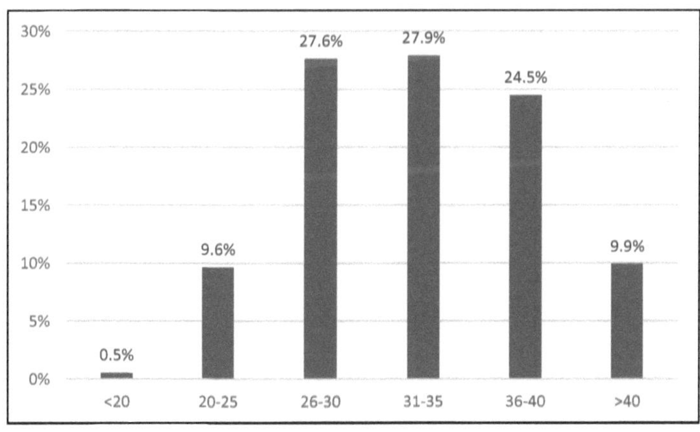

Figura 6Distribuição etária dos pacientes

A comparação dos três grupos de acordo com a idade mostrou que a idade dos doentes nos grupos G1 e G3 era significativamente mais elevada do que no grupo G2 (p=0,042) (Tabela I).

1.3 Gestão

A idade gestacional média dos nossos doentes foi de 3±1,8, com extremos que variaram de 1 a 12.

Não houve diferença significativa entre os três grupos em relação à idade gestacional (p=0,317) (Tabela I).

1.4. Paridade

A paridade média das nossas pacientes foi de 1,38±1,1, com extremos variando de 0 a 5.

A paridade dos grupos 1 e 3 foi significativamente maior do que a do grupo 2 (p=0,008) (Tabela I).

Mesa IDados epidemiológicos da nossa população de estudo

		Média	Desvio padrão	Mínimo	Máximo	P
Idade	G1	33	5,2	22	46	0,042
	G2	31,1	5,9	19	45	
	G3	33,24	6,2	18	44	
	Total	32,81	5,8	18	46	
Gestão	G1	3	1,9	1	12	0,317
	G2	2,5	1,5	1	6	
	G3	3,2	1,8	1	12	
	Total	3	1,8	1	12	
Paridade	G1	1,1	1,1	0	4	0,008
	G2	0,9	1,1	0	4	
	G3	1,4	1,2	0	5	
	Total	1,38	1,1	0	5	

G1: gravidez ectópica; G2: gravidez intra-uterina progressiva; G3: gravidez intra-uterina não progressiva ou gravidez falhada de localização indeterminada (GLI)

1.5. Factores de risco de gravidez ectópica

1.5.1. Gravidez ectópica anterior

Foi encontrada uma história de gravidez ectópica (PE) em 33 doentes (8,6%). Uma comparação entre os 3 grupos mostrou uma taxa significativamente mais elevada de PE no grupo 1 (p=0,032) (Tabela II).

1.5.2. Cesariana anterior

Cento e catorze doentes (29,7%) tinham tido pelo menos uma cesariana. O número médio de cesarianas foi de 1,44±0,5, com extremos de 1 a 4.

Quando os 3 grupos foram comparados em relação à cesariana prévia, não houve diferença significativa (p=0,266) (Tabela II).

1.5.3. Antecedentes de cirurgia pélvica

Foram encontrados antecedentes de cirurgia pélvica em 27 doentes (7%), distribuídos da seguinte forma: Apendicectomia em 17 mulheres (7 casos por via laparoscópica e 10 por via Mac Burney), cistectomia em 8 mulheres (6 casos por via laparoscópica e 2 casos por laparotomia) e miomectomia em dois casos, ambos por via laparotómica (Quadro II).

Relativamente à apendicectomia prévia, não houve diferença significativa entre os 3 grupos (P=0,406).

1.5.4. História da plastia tubária

A história de plastia tubária foi encontrada em apenas 7 pacientes (1,8%): 6 pacientes no grupo G1 (4%) e uma paciente no grupo G2 (1,6%). A diferença entre os grupos foi estatisticamente significativa (p=0,008) (Tabela II).

1.5.5. Historial de infertilidade

Foi registada uma história de infertilidade em 16 casos: 9 doentes no grupo G1, 5 doentes no grupo G2 e 2 doentes no grupo G3.

Quatro pacientes com história de infertilidade conceberam com indutor de ovulação, uma das quais necessitou de inseminação intra-uterina com o esperma do cônjuge.

Em relação à infertilidade prévia, houve diferença significativa, com maior índice nas pacientes do grupo G1 (p=0,028) (Tabela II).

1.5.6. História de infeção dos órgãos genitais superiores

Em 6 casos (1,56%) foi registada história de infeção genital superior (IGH): 3 doentes no grupo 1 (0,78%), 1 doente no grupo 2 (0,78%) e 2 doentes no grupo 3 (0,52%). Embora a IGH tenha sido mais frequente no grupo 1, a diferença entre os 3 grupos não foi significativa (p=0,552) (Tabela II).

1.5.7. Contraceção

Setenta e quatro doentes (19,27%) tinham usado contraceção nos últimos 3 meses. O método contracetivo mais comum foi a pílula microprogestagénica, presente em 41 doentes (10,76%), seguida do dispositivo intrauterino (DIU) (n=15; 3,9%). A diferença entre os grupos quanto ao tipo de contraceção não foi estatisticamente significativa.

1.5.8. Fumar

A nossa população incluía 43 doentes fumadores, ou seja, 11,19%.

Embora a taxa de tabagismo tenha sido maior no grupo 1, a diferença em relação aos outros grupos não foi estatisticamente significativa (p=0,679) (Tabela II).

Tabela IIQuadro resumo dos principais factores de risco para a gravidez ectópica

		Média± Desvio padrão	Mínimo	Máximo	P
História de cesariana	G1	1,49±0,59	1	3	0,266
	G2	1,24±0,44	1	2	
	G3	1,48±0,6	1	4	
	Total	1,44±0,5	1	4	
		Força de trabalho		Percentagem (%)	P
História do PE	G1	17		11,3	0,032
	G2	8		13,1	
	G3	8		4,7	
	Total	33		8,6	
		Força de trabalho		Percentagem (%)	P
História de cirurgia pélvica	G1	10		6,6	0
	G2	2		3,3	,443
	G3	15		8,7	
	Total	27		7	
		Força de trabalho		Percentagem (%)	P
História da plastia das trompas	G1	6		4	0,008
	G2	1		1,6	
	G3	0		0	
	Total	7		1,8	
		Força de trabalho		Percentagem (%)	P
História de infertilidade	G1	9		6	0,028
	G2	5		8,2	
	G3	2		1,2	
	Total	16		4,2	
		Força de trabalho		Percentagem (%)	P
História do IGH	G1	3		0,78	0,552
	G2	1		0,26	
	G3	2		0,52	
	Total	6		1,56	
		Força de trabalho		Percentagem (%)	P
Fumar	G1	20		13 ,2	0,679
	G2	3		4,9	
	G3	20		11,6	
	Total	43		11,19	

2. Estudo clínico

2.1. Sinais funcionais

2.1.1. Duração da amenorreia

A duração média da amenorreia foi de 6,37 semanas, variando de 4 a 14,4 semanas.

A amenorreia foi significativamente mais longa no grupo 3 (p<0,001) (Tabela III).

Tabela IIIDistribuição das pacientes de acordo com a duração da amenorreia

Duração	Média	Desvio padrão	Mínimo	Máximo	p
G1	6,24	1,50	4	13,6	<0,001
G2	5,49	1,21	4	8,6	
G3	6,79	1,99	4	14,4	
Total	6,37	1,75	4	14,4	

G1: gravidez ectópica; G2: gravidez intra-uterina progressiva; G3: gravidez intra-uterina não progressiva ou gravidez falhada de localização indeterminada (GLI)

2.1.2. Dor pélvica

Na admissão, 295 doentes (76,82%) apresentavam dor pélvica (Figura 7).

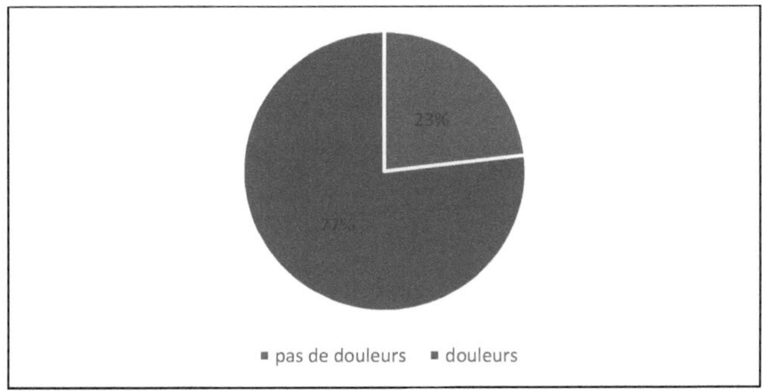

Figura 7Distribuição das pacientes de acordo com a presença ou ausência de dor pélvica

A dor pélvica foi não significativamente mais frequente nas doentes dos grupos 1 e 3 (Tabela IV).

Tabela IVRepartição dos doentes por grupo de acordo com a presença ou ausência de dor pélvica

Dor pélvica	G1		G2		G3		p
	N	%	N	%	N	%	0,117
Não	42	27,8%	12	19,7%	35	20,3%	
Sim	109	72,2%	49	80,3%	137	79,7%	

G1: gravidez ectópica; G2: gravidez intra-uterina progressiva; G3: gravidez intra-uterina não progressiva ou gravidez falhada de localização indeterminada (GLI)

2.1.3. Hemorragia de rutura

A hemorragia de rotura foi registada em 271 doentes (70,6%). A hemorragia de rotura foi significativamente mais frequente nos doentes dos grupos 1 e 3 (Tabela V).

Mesa VDistribuição dos pacientes por grupo, de acordo com a presença ou ausência de metrorragia

Hemorragia	G1		G2		G3		P
	N	%	N	%	N	%	

Não	44	29,1%	35	57,4%	34	19,8%	**0,048**
Sim	107	70,9%	26	42,6%	138	80,2%	

G1: gravidez ectópica; G2: gravidez intra-uterina progressiva; G3: gravidez intra-uterina não progressiva ou gravidez falhada de localização indeterminada (GLI)

2.2. Exame físico geral

2.2.1. Constantes hemodinâmicas

Na admissão, todos os doentes estavam hemodinamicamente estáveis.

A distribuição dos valores de pressão arterial e frequência cardíaca foi semelhante nos diferentes grupos estudados (Tabela VI).

Tabela VIDistribuição dos valores da pressão arterial e da frequência cardíaca por grupo

		Média	Desvio padrão	Mínimo	Máximo	P
TAS	G1	11,23	1,023	9	14	0,795
	G2	11,28	0,951	9	14	
	G3	11,18	1,057	9	15	
	Total	11,22	1,025	9	15	
TAD	G1	6,95	0,823	5	9	0,909
	G2	6,98	0,846	6	9	
	G3	6,93	0,823	5	9	
	Total	6,95	0,825	5	9	
FC	G1	79	8,2	60	109	0.397
	G2	79,9	8,1	68	108	
	G3	80,2	7,9	60	104	
	Total	79,6	8,0	60	109	

G1: Gravidez ectópica; G2: Gravidez intra-uterina progressiva; G3: Gravidez intra-uterina não progressiva ou gravidez falhada de localização indeterminada (GLI), PAS: Pressão arterial sistólica, PAD: Pressão arterial diastólica, FC: Frequência cardíaca.

2.2.3. Exame abdominal

O exame abdominal foi normal em 327 doentes (85,15%). A sensibilidade hipogástrica foi registada em 46 doentes (12%). Nos restantes 11 doentes, o exame abdominal não foi mencionado.

Os dados do exame abdominal foram comparáveis entre os 3 grupos estudados (Tabela VII).

2.3 Exame ginecológico

2.3.1. Exame do espéculo

O exame do espéculo revelou hemorragia endocavitária em 273 doentes (71,3%) (Tabela VII).

2.3.2. O toque vaginal

No exame vaginal, o tamanho do útero era normal na maioria das doentes (99,2%), com exceção de 3 casos em que o útero parecia grande, nos três casos devido a um útero miomatoso.

Não encontrámos qualquer massa latero-uterina clinicamente palpável ou dor nas bolsas vaginais em nenhuma doente.

Comparando os dados do exame ginecológico entre os 3 grupos, não encontrámos diferenças significativas (Tabela VII).

Tabela VIIDados do exame abdominal e ginecológico :

			Força de trabalho	Percentagem (%)	P
Exame **abdominal**	Sem anomalias	G1	129	85,4	0,861
		G2	50	82	
		G3	148	86	
	Sensibilidade hipogástrica	G1	18	11,9	0,667
		G2	10	16,4	
		G3	18	10,5	
Exame **ginecológico**	Hemorragia	G1	111	75	0,157
		G2	26	42,6	
		G3	136	81,4	
	Colarinho fechado	G1	148	98	0,608
		G2	59	98,3	
		G3	143	99,3	
	Útero normal	G1	148	98,7	0,954
		G2	57	98,3	
		G3	168	100	
	Útero aumentado	G1	2	1,3	0,172
		G2	1	1,6	
		G3	0	0	

G1: gravidez ectópica; G2: gravidez intra-uterina progressiva; G3: gravidez intra-uterina não progressiva ou gravidez falhada de localização indeterminada (GLI)

3. Outros ensaios

3.1 Ensaios biológicos

3.1.1. Determinação da ß-HCG plasmática

A mediana do ensaio de ß-HCG na admissão foi de 666, variando de 31,2 a 18.644 UI/ml.

Após 48 horas, o nível mediano de ß-HCG era de 655,45, variando de 12 a 10125 UI/ml (Tabela VIII).

Tabela VIIIDistribuição dos valores iniciais e de 48 horas de ß-HCG

	Mediana	Mínimo	Máximo
ß-HCG inicial	666	31,2	18644
ß-HCG (48h)	655.45	12	10125

ß-HCG: gonadotropina coriónica humana

O nível inicial de ß-HCG foi significativamente maior no grupo 3 (p=0,001). A dosagem após 48 h foi maior no grupo 2, sem diferença significativa em relação aos outros grupos (Tabela IX).

Tabela IXDistribuição dos valores médios de ß-HCG iniciais e em 48 horas por grupo

	G1		G2		G3		P
	Mediana	[Q25, Q75]	Mediana	[Q25, Q75]	Mediana	[Q25, Q75]	
ß-HCG inicial	517	221-1097	602	369-958	1029	399-2640	**0,001**
ß-HCG em H 48	559	256-1200	1214	742-2042	499	182-1284	0,556

G1: gravidez ectópica; G2: gravidez intra-uterina progressiva; G3: gravidez intra-uterina não progressiva ou gravidez falhada de localização indeterminada (GLI), ß-HCG: gonadotrofina coriónica humana

3.1.2. Hemograma e teste de hemostase

O hemograma não é um teste de diagnóstico, mas é utilizado para avaliar o estado do doente e detetar a anemia. O nível médio de hemoglobina é de 12,05g/dl, com extremos que variam entre 6,4g/dl e 15,6g/dl.

Verificámos que 149 casos (38,8%) apresentavam anemia na admissão.

Nenhum doente apresentava uma perturbação da hemostase à entrada.

3.1.3. Número de testes ß-HCG antes de se chegar ao diagnóstico final

O número médio de testes ß-HCG necessários para chegar ao diagnóstico final foi de 2,39, com extremos que variaram de 2 a 7 (Tabela X).

O número médio de testes ß-HCG foi significativamente mais elevado no grupo 1, o grupo EP (p=0,012).

Mesa XDistribuição do número de testes ß -HCG por grupo

	Média	Desvio padrão	Mínimo	Máximo	P
G1	2,5	0,8	2	7	0,012
G2	2,39	0,6	2	4	
G3	2,28	0,6	2	5	
Total	2,39	0,7	2	7	

G1: gravidez ectópica; G2: gravidez intra-uterina progressiva; G3: gravidez intra-uterina não progressiva ou gravidez falhada de localização indeterminada (GLI)

3.2. Ecografia pélvica

3.2.1. Espessura do endométrio

Verificou-se uma diferença significativa na espessura do endométrio entre os três grupos.

A medida da espessura endometrial foi significativamente maior no grupo G2 (p<0,001) (Tabela XI).

Tabela XIDistribuição da espessura do endométrio na ecografia pélvica inicial de acordo com o grupo

Espessura do endométrio (mm)	Média	Desvio padrão	Mínimo	Máximo	P
G1	9,20	5,29	2	28	<0,001
G2	16,46	4,75	4	28	

| G3 | 11,98 | 5,77 | 2 | 32 |
| **Total** | 11,60 | 5,96 | 2 | 32 |

G1: gravidez ectópica; G2: gravidez intra-uterina progressiva; G3: gravidez intra-uterina não progressiva ou gravidez falhada de localização indeterminada (GLI); mm: milímetro.

3.2.2. Outros sinais de ultrassom

Dos pacientes incluídos, 37 apresentaram um pequeno derrame no Cul de sac de Douglas. Este achado foi mais frequentemente registado no grupo G1 (p=0,006) (Figura 8).

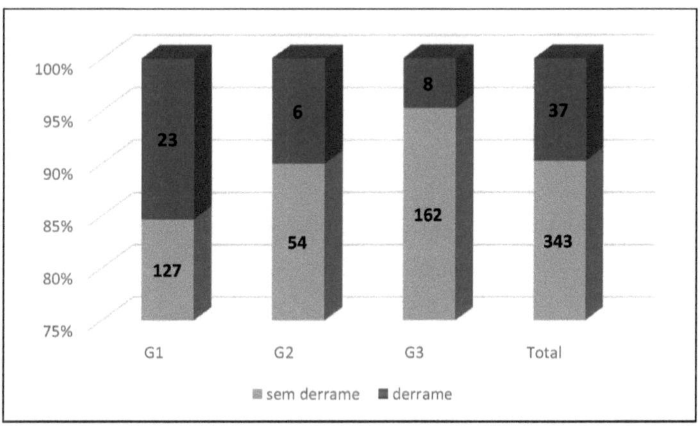

Figura 8Distribuição do derrame intra-peritoneal no fundo de saco de Douglas na ecografia pélvica inicial, por grupo.

Foi detectado um corpo lúteo na ecografia em 21 doentes (5,5%). A presença de um corpo lúteo foi mais frequentemente registada nas doentes do grupo G1, embora a diferença não tenha sido estatisticamente significativa (p=0,554).

Em nove doentes foi encontrado um quisto do ovário, com um diâmetro de 4 a 8 cm.

Em 3 doentes foi encontrada uma imagem miometrial sugestiva de leiomioma uterino.

O número médio de ecografias pélvicas realizadas até se chegar ao diagnóstico final foi de 1,93, com extremos que variaram de 1 a 5. O número de ecografias necessárias foi significativamente maior no grupo 2 (p<0,001) (tabela XII).

Tabela XIIDistribuição do número médio de exames de ultrassom antes de chegar ao diagnóstico final, por grupo

	Média	Desvio padrão	Mínimo	Máximo	P
G1	2,12	0,6	1	5	<0,001
G2	2,33	0,7	2	5	
G3	1,63	0,6	1	4	
Total	1,93	0,7	1	5	

G1: gravidez ectópica; G2: gravidez intra-uterina progressiva; G3: gravidez intra-uterina não progressiva ou gravidez falhada de localização indeterminada (GLI)

4. Tratamento de gravidezes de localização indeterminada

4.1. Duração do internamento hospitalar

O tempo médio de internação hospitalar dos nossos pacientes foi de 5,96 dias, com extremos que variaram de 3 a 20 dias. Foi significativamente maior no grupo 1 (p<0,001).

Apenas uma doente esteve hospitalizada durante 20 dias. Durante o seu internamento hospitalar, foi submetida a testes de ß -HCG em três ocasiões. O resultado final da sua LIG foi EP, inicialmente tratada com duas doses de metotrexato, seguido de tratamento cirúrgico laparoscópico radical quando o metotrexato falhou.

O quadro XIII apresenta em pormenor a duração média de hospitalização por grupo.

Tabela XIIIRepartição da duração média do internamento hospitalar dos doentes por grupo

	Média	Desvio padrão	Mínimo	Máximo	P
G1	9,53	3,9	4	20	<0,001
G2	3,9	1,2	3	7	
G3	3,67	1,1	3	8	
Total	5,96	3,8	3	20	

G1: gravidez ectópica; G2: gravidez intra-uterina progressiva; G3: gravidez intra-uterina não progressiva ou gravidez falhada de localização indeterminada (GLI)

4.2 Tipo de tratamento

A revisão uterina foi efectuada como parte do procedimento de diagnóstico em 10 doentes (2,6%). Este facto levou ao diagnóstico de UGI não progressiva em 8 doentes e de EP em 2 doentes.

Dos 151 doentes do grupo G1 a quem foi diagnosticada EP, o tratamento médico com metotrexato (MTX) foi recomendado em 125 casos (82,78%). Quinze doentes receberam duas doses e uma dose única foi administrada aos restantes 110 doentes.

A cirurgia foi necessária em 40 doentes (10,4%), quer imediatamente em 26 doentes, quer após falência do metotrexato em 14 doentes (8 doentes com cinética desfavorável, 2 doentes com aparecimento de massa latero-uterina superior a 4 cm, 2 síndromes fissurais, 1 EP embrionário e 1 hemoperitoneu). A abordagem laparoscópica foi adoptada em todas as doentes. A cirurgia foi conservadora em 3 casos (7%) e radical em 37 doentes (93%).

As indicações para a cirurgia estão descritas no quadro seguinte (Quadro XIV):

Tabela XIV Quadro recapitulativo das indicações para o tratamento cirúrgico de um PE

Indicação para cirurgia	Força de trabalho	Percentagem (%)
Hemoperitoneu médio/grande	4	10
MLU > 4 cm	6	15
Síndrome da fissura	4	10
Falha do MTX	14	35
ß-HCG >5000 UI/L	1	2,5
EP Embrionário	2	5
Combinação de duas indicações Ou mais	9	22,5
Total	40	26,5

MLU: Massa uterina lateral; MTX: Metotrexato; ß-HCG: Gonadotrofina coriónica humana;

EP: Gravidez extra-uterina; cm: centímetro.

Os insucessos de IUGs e GLIs beneficiaram de uma atitude expetante com monitorização semanal dos níveis de HCG até à negativação. Nenhuma das doentes desenvolveu doença trofoblástica gestacional.

5. Desempenho do rácio HCG na previsão do resultado de gravidezes de localização indeterminada

Um rácio de HCG entre 0,87 e 1,66 mostrou uma taxa de concordância de 63,5% com o diagnóstico de gravidez ectópica (p<0,001) com uma sensibilidade (Se) de 79,3%, uma especificidade (Sp) de 84,5%, um valor preditivo positivo (VPP) de 76,8% e um valor preditivo negativo (VPN) de 86,4% (Tabela XV).

Um rácio superior a 1,66 foi significativamente preditivo de gravidez progressiva, com uma taxa de concordância kappa de 0,791, especificidade de 91,5% e VPP de 80,6%.

Um rácio inferior a 0,87 teve uma taxa de concordância kappa = 0,731 na previsão da gravidez interrompida, um Se de 84,6% e um VPN de 99,1%.

Tabela XVDesempenho do rácio de HCG na previsão do resultado final de gravidezes de localização indeterminada

Rácio HCG Diagnóstico final	Limiar	Visit ar	Sp	VPP	VPN
Gravidez intra-uterina não progressiva Ou Localização da gravidez não especificado encalhado	<0.87	84.6	60.8	70.1	99.1
Gravidez extra-uterina	0,87-1,66	79.3	84.5	76.8	86.4
Gravidez intra-uterina progressiva	>1,66	26.4	91.4	80.6	47.9

Se: Sensibilidade; Sp: Especificidade; VPP: Valor preditivo positivo; VPN: Valor preditivo negativo

Com base nos nossos dados, tentámos estabelecer novos pontos de corte para o rácio HCG, combinando o melhor compromisso entre sensibilidade e VAL, de modo a otimizar a sua capacidade de excluir o diagnóstico de PE (Quadro XVI).

Um rácio entre 0,77 e 1,63 teve um Se de 96% com um VPN de 95,6%.

Tabela XVI Desempenho dos novos limiares do rácio HCG na previsão do resultado final de gravidezes de localização indeterminada

Rácio HCG / Diagnóstico final	Limiar	Visitar	Sp	VPP	VPN
Gravidez intra-uterina não progressiva Ou Localização da gravidez não especificado falhou	≤0,77	80,23	92,89	90,2	85,2
Gravidez extra-uterina	0,77-1.63	**96**	55,79	58,3	**95,6**
Gravidez intra-uterina progressiva	>1,63	91,8	94,41	75,7	98,4

Se: Sensibilidade; Sp: Especificidade; VPP: Valor preditivo positivo; VPN: Valor preditivo negativo

6. Desempenho do modelo M4 na previsão do resultado de gravidezes de localização indeterminada

Utilizando um limiar de 5% para classificar as mulheres com risco elevado de EP, o modelo M4 teve um Se de 59%, um Sp de 41,7%, um VPP de 40,2% e um VAL de 88,7% (Tabela XVII).

Com base nos nossos dados, tentámos estabelecer o limiar do modelo M4 que associava o melhor compromisso entre Se e VPN. Este limiar foi de 11% com um Se de 81%, um Sp de 77%, um VPP de 65% e um VPN de 90% (Tabela XVII).

Tabela XVIIDesempenho dos dois limiares do modelo M4 na previsão do resultado final das gravidezes de localização indeterminada

Modelo M4 Limiar	Visitar	Sp	VPP	VPN
5%	59	41.7	40.2	88.7
11%	81	77	65	90

Se: Sensibilidade; Sp: Especificidade; VPP: Valor preditivo positivo; VPN: Valor preditivo negativo

7. Nova pontuação preditiva para o resultado de gravidezes de localização indeterminada

À luz dos nossos resultados, estabelecemos um novo score preditivo de EP em doentes com LIG, incluindo como parâmetros as três variáveis significativamente associadas ao risco de EP na análise multivariada, atribuindo-lhes os respectivos Odds Ratios ajustados (Quadro XVIII).

Tabela XVIIIPontuação de previsão para o diagnóstico de uma gravidez ectópica

	P	OU	Coeficiente	Intervalo de confiança	
				Inferior	Superior
Rácio HCG entre 0,78 e 1,63	<0,001	3,848	0-4	2,506	5,907
ß-HCG inicial >1000	0,017	1,975	0-2	1,130	3,453
Espessura do endométrio < 10 mm	<0,001	1,279	0-1	1,211	1,352
Pontuação total			**0 - 7**		

OR: Odds Ratio; ß-HCG: gonadotrofina coriónica humana; mm: milímetro

Depois de aplicar esta pontuação a todos os doentes da nossa série, obtivemos os seguintes resultados:

Na nossa população, a média foi de 3,3, com um desvio padrão de 2,08 e extremos que variam de 0 a 7.

No grupo 1 (gravidez ectópica), a pontuação média foi de 4,35, com um desvio padrão de 1,86 e os extremos variando de 0 a 7.

No grupo 2 (GIU progressiva), a média foi de 2,48, com um desvio-padrão de 1,46 e extremos que vão de 0 a 7.

No grupo 3 (gravidez intra-uterina não progressiva ou gravidez falhada de localização indeterminada), a média foi de 2,74, com um desvio-padrão de 2,1 e extremos que variaram de 0 a 7.

Este score correlacionou-se significativamente com o risco de ocorrência de EP (p<0,001), com uma área sob a curva ROC (AUC) de 0,766 para um limiar de 3,5 (Figura 9). Os doentes com um score maior ou igual a 3,5 apresentaram uma maior probabilidade de EP com uma sensibilidade de 91%, especificidade de 93%, VPP de 95% e VPN de 94%.

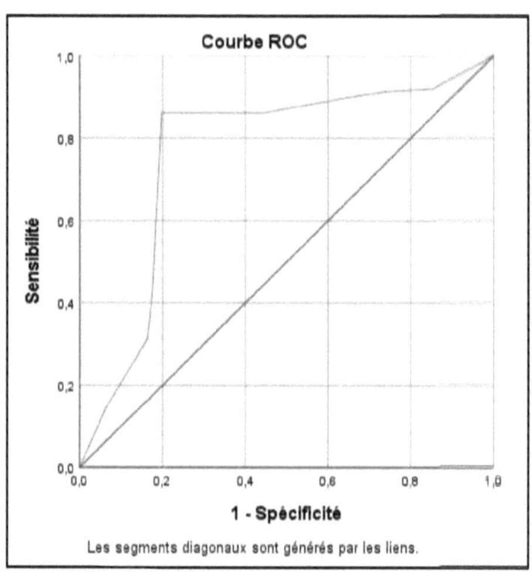

Figura 9Curva ROC para o valor limiar de 3,5 para a pontuação preditiva de gravidez ectópica

8. Impacto económico da aplicação do rácio HCG e do modelo M4

O custo efetivo do procedimento de diagnóstico que levou ao diagnóstico final foi de 356,38±141,45 dinares (DTN) por doente, com extremos que variaram entre 155-1002,5 DTN.

Se a abordagem diagnóstica seguisse o algoritmo de decisão baseado no rácio HCG (Figura 1), o custo médio teórico teria sido de 245,40±182,64 TND [98,5-791,5] por doente e poderíamos ter poupado uma média de 110,97 dinares por doente (Tabela XIX).

Se a abordagem diagnóstica tivesse seguido o algoritmo de decisão baseado no modelo M4 (Figura 2), o custo médio teórico teria sido de 248,93±183,76 TND [98,5-791,5] por doente e teríamos poupado uma média de 107,45 dinares por doente (Tabela XX).

Pintura XIXRepartição dos custos reais e estimados utilizando o rácio HCG e o modelo M4

	Média ± desvio padrão extremos	Poupança
Custo real	356,38±141,45 155-1002,5	-
Custo do rácio HCG	245,40±182,64 98,5-791,5	110.97
Modelo de custos M4	248,93±183,76 98,5-791,5	107.45

Comparando as despesas estimadas nos 3 grupos, qualquer que seja o meio de estratificação de risco adotado (razão HCG ou modelo M4), as economias esperadas no grupo 2 (gravidez intra-uterina progressiva) são significativamente superiores às dos outros dois grupos.

Mesa XXRepartição das poupanças utilizando o rácio HCG e o modelo M4 por grupo

Poupança		Média	Desvio padrão	Mínimo	Máximo	p
Rácio de HCG	G1	66,65	175,64	0	904	<0,001
	G2	207,56	101,01	0	489	
	G3	115,63	87,16	0	460	
	Total	110,97	139,08	0	904	
	G1	75,35	177,38	0	904	<0,001

Modelo	G2	180,82	110,10	0	489
M4	G3	109,60	84,19	0	345
	Total	107,44	136,57	0	904

G1: gravidez ectópica; G2: gravidez intra-uterina progressiva; G3: gravidez intra-uterina não progressiva ou gravidez falhada de localização indeterminada (GLI)

Se calcularmos as poupanças esperadas após a exclusão dos doentes do grupo 1 (EP), as previsões do rácio HCG permitem-nos poupar em média 221 dinares (98,5-904 dinares) por doente e as do Modelo M4 permitem-nos poupar em média 202,25 dinares (98,5-904 dinares) por doente.

DISCUSSÃO

1. Dados epidemiológicos

1.1 Incidência e prevalência da gravidez de localização indeterminada

Vários estudos tentaram estimar a incidência e a prevalência da gravidez de localização indeterminada.

A prevalência da LIG é variável porque depende de vários parâmetros, incluindo a variabilidade dos critérios e definições diagnósticas e, acima de tudo, a qualidade do exame ultrassonográfico, que por sua vez depende da habilidade do ultra-sonografista e do desempenho do equipamento utilizado. [9].

A prevalência da LIG é estimada pela maioria dos autores em 8-10% das gravidezes jovens com início patológico [3,4][

De acordo com os dados de um estudo prospetivo efectuado no Reino Unido durante um período de 12 meses e que incluiu 6201 mulheres grávidas no primeiro trimestre, a taxa de ILG foi de 10,9%. [4].

Num dos primeiros estudos publicados sobre a ILG, Banerjee et al. referiram uma taxa de ILG de 8% das gravidezes presumivelmente patológicas no seu início. [1[10] .

Na nossa série, a incidência anual de LIG foi estimada numa média de 55 casos/ano, o que corresponde a uma prevalência de 1,4%. Esta taxa é baixa quando comparada com os dados da literatura, e pode ser explicada pelas consultas tardias, que muitas vezes levam a um diagnóstico definitivo da localização da gravidez na primeira consulta.

1.2. Idade materna

A idade materna não parece ser um fator importante no estudo GLI. De acordo com os autores, ela varia entre 31 e 32,8 anos [111, 6, ,112].

No nosso estudo, a faixa etária mais frequentemente afetada foi a dos 31 aos 35 anos, com uma média de 32,8±5,7 anos e extremos que vão dos 18 aos 46 anos, o que coincide com os dados da literatura (Tabela XXI). Isto pode ser explicado pelo facto de esta faixa etária ser a das mulheres no auge da sua atividade genital.

Tabela XXIQuadro de síntese da idade materna na literatura

Autor	Banerjee [111][	Bobdiwala [[6]	Fistouris [1[12]	O nosso estudo
Ano de estudos	2001	2020	2022	2023
Tipo de estudo	Previsão	Estudo prospetivo multicêntrico	Coorte retrospetiva	Retrospetiva
Número de pacientes	104	3272	1061	384
Idade média (anos)	31	32	31	32,8
Limites de idade (anos)	17-45		15-49	18-46

A idade materna foi considerada por alguns autores como preditora do curso da LIG. A idade materna foi mais frequentemente mais elevada no grupo EP do que nos outros grupos [111, 113].

O estudo comparativo dos três grupos de acordo com a idade mostrou na nossa série que a idade dos doentes nos grupos G1 e G3 era significativamente mais elevada do que no grupo G2 (p=0,042), o que está de acordo com os dados da literatura.

1.3 Género e paridade

De acordo com os resultados de Banerjee et al, a média da idade gestacional nas mulheres que consultaram por IGG foi de 3,2, com extremos variando de 1 a 9, sem diferença significativa entre os diferentes grupos (p= 0,879). [1[11].

Florio et al, no seu estudo prospetivo realizado em 2007 e que incluiu 536 pacientes com diagnóstico de LIG, verificaram que a maioria das pacientes tinha uma gestação de 3 ou mais. A paridade das diferentes categorias de acordo com o resultado da LIG também foi comparável [113].

Na nossa série, a idade gestacional foi de 3±1,8, sem diferença significativa (p=0,317) entre os grupos. Os nossos resultados são, portanto, consistentes com os relatados na literatura.

Poucos autores estudaram a paridade como fator preditivo do desfecho da LIG. De acordo com os dados de Florio et al, os pacientes incluídos eram, em sua maioria, pauci pares, sem que a paridade tivesse valor preditivo para o desfecho da LIG. [1[13].

No nosso estudo, a paridade média das nossas pacientes foi de 1,38±1,1, com extremos que variaram de 0 a 5. A paridade das mulheres com gravidez intra-uterina ativa foi significativamente mais baixa do que nos outros grupos (p=0,008).

2. Factores de risco de EP no caso de GLI

2.1. Antecedentes de gravidez ectópica

Uma história de EP é considerada um fator de risco importante para a recorrência de EP. [114,15].

Este facto foi sublinhado pelos resultados de vários autores.

Karaer et al, num estudo prospetivo de caso-controlo que investigou os factores de risco para a ocorrência de gravidez ectópica na Turquia, concluíram que uma gravidez ectópica anterior era o fator etiológico mais importante, com um odds ratio ajustado (AOR) para a recorrência de 13,1 [16].

Por outro lado, Ashraf Moini et al. demonstraram que um PE anterior aumenta significativamente o risco de um PE subsequente (OR = 17,16, IC [1,89-155,67], *P* = 0,01).[17].

Numa coorte prospetiva realizada entre janeiro de 2010 e junho de 2017 e que incluiu 217 mulheres que tinham tido uma gravidez ectópica, 41 mulheres (18,9%) tiveram uma recorrência de PE no prazo de cinco anos. [18].

Em nosso estudo, a história de EP foi encontrada em 11,3% dos casos nos pacientes que evoluíram para EP (grupo G1), com diferença significativa em relação aos demais grupos (p=0,032), o que reforça os dados da literatura.

2.2. Cesariana anterior

A relação entre um historial de cesarianas e o risco de EP continua a ser debatida.

Numa coorte retrospetiva de 260 249 mulheres, Bowman et al concluíram que uma história de duas ou três cesarianas é considerada um fator de risco para uma gravidez ectópica subsequente. [19]. Os resultados publicados por E Hemminki et al também apoiam esta conclusão [2[20].

No entanto, Cheng LI salientou nos seus resultados que uma história de cesariana não tinha qualquer efeito sobre o risco de ocorrência de PE. [221].

No nosso estudo, quando comparámos os 3 grupos de acordo com a cesariana prévia, não encontrámos diferenças significativas (p=0,597).

2.3. Cirurgia abdomino-pélvica prévia

O papel da cirurgia abdomino-pélvica como fator de risco para PE é muito debatido na literatura [2[22].

Na nossa série, 27 doentes (6,6%) tinham antecedentes de cirurgia pélvica que não cesariana, incluindo 10 do grupo G1.

Não foi encontrada uma relação significativa entre a cirurgia pélvica prévia e o risco de EP (p=0,443).

Os nossos resultados foram consistentes com os de Rachdi et al, que descobriram que 7% das pacientes tratadas para PE no departamento de obstetrícia e ginecologia de Monastir tinham uma história de cirurgia pélvica. [223].

Numa revisão da literatura publicada em 2014, Elraiyah et al centraram-se na história de apendicectomia como fator de risco para PE... [224].

Enquanto outros autores, como Mannistö et al, num estudo de coorte que incluiu 23.997 mulheres submetidas a apendicectomia, concluíram que esta última não aumentou o risco de EP [25].

Na nossa série, não encontrámos uma relação estatisticamente significativa entre a apendicectomia prévia e o risco de EP (p=0,406).

2.4. Plastia tubária anterior

A cirurgia tubária é reconhecida como um fator de risco para a PE [22]. Este facto pode ser explicado pela redução da motilidade tubária e pelas aderências peritoneotubárias que gera [[26].

Numa revisão da literatura publicada em 2015, Taran et al descobriram que uma história de cirurgia tubária aumentou significativamente o risco de EP com um rácio Od superior a 4 [27].

Os nossos resultados estão em perfeita concordância com a literatura, uma vez que a plastia tubária se correlacionou significativamente com o risco de EP (p=0,008).

2.5. Historial de infertilidade

Vários autores concluíram que o risco de PE aumenta em mulheres com um historial de infertilidade [16,21,28].

Num estudo de caso-controlo que envolveu 803 casos de PE e 1683 controlos (gravidezes levadas a termo), Bouyer et al mostraram que a estimulação da ovulação com citrato de clomifeno estava associada a um risco de gravidez ectópica na análise univariada, mas esta associação desapareceu após o ajustamento para infertilidade prévia. Uma história de infertilidade foi fortemente associada ao risco de gravidez ectópica, com uma relação dose-resposta e um rácio de probabilidades ajustado para infertilidade de mais de 2 anos de 2,7 (95% CI: 1,8, 4,2) [29][.

No entanto, a frequência de infertilidade na população de mulheres com PE é muito variável na literatura, oscilando entre 3,1 e 30%.

No nosso estudo, apenas 4,2% das mulheres apresentavam história de infertilidade, com uma diferença significativa a favor das mulheres do grupo EP (0,028) (Tabela XXII).

Tabela XXII Frequência de infertilidade em casos de gravidez ectópica na literatura

Autores	País	Ano	Frequência
Li.C [21]	Xangai	2015	16.74 %
Garbin.O [[30]	França	2010	17.32 %
Basnet.R [3[31]	Nepal	2015	13 %
Ferkous G [332]	Marrocos	2011	5.1 %
Moini.A [[17]	Irão	2014	30 %
Ayadi.J [[33]	Tunísia (Sfax)	2006	9.9 %
Dimassi [[34]	Tunísia (Mahdia)	2016	3.1 %
O nosso estudo	Tunísia (Ben Arous)	2024	4.2 %

2.6. História de infeção dos órgãos genitais superiores

A infeção genital superior (IGS), através das lesões tubárias que provoca, é um dos factores de risco mais importantes para a EP. [222 ,,35] .

A *Chlamydia trachomatis* é o germe mais frequentemente incriminado [[36].

Após a introdução de campanhas de rastreio e tratamento da infeção por clamídia no condado de Uppsala, na Suécia, Egger et al observaram uma queda significativa na taxa de gravidezes ectópicas. [37].

Um estudo realizado por Mol al nos Países Baixos entre 1980 e 2005 mostrou que o pico da incidência de infecções por Chlamydia trachomatis em 1983 foi seguido por um pico da incidência de EP em 1988. [338].

Na nossa série, apenas 6 doentes apresentavam um historial de IGH. Este número reduzido pode ser a razão pela qual o IGH não parece ser um fator de risco significativo para a ocorrência de EP (p=0,552).

2. 7. Contraceção

A utilização de contraceptivos reduz a incidência global de gravidezes não planeadas, quer intra-uterinas quer extra-uterinas. [[39].

Schultheis et al, **num** estudo de coorte prospetivo que incluiu 9 256 doentes com diferentes métodos contraceptivos observados durante um período de 2 a 3 anos, estimaram que a incidência de EP era menor nos grupos de mulheres que utilizavam um método contracetivo em comparação com as mulheres que não utilizavam qualquer método contracetivo ou um método contracetivo de barreira. [440].

Já no caso de falha contraceptiva, este risco é maior nas mulheres que utilizam um dispositivo intrauterino (DIU), microprogestinas ou esterilização tubária como meio de **contraceção** [41].

Na nossa série, a utilização do DIU e da pílula de microprogestagénio não parece estar associada ao risco de EP nas mulheres que se apresentam inicialmente para a LIG.

2.8. Fumar

O tabagismo materno é um fator de risco que tem sido amplamente estudado em epidemiologia e está potencialmente associado à ocorrência de uma gravidez ectópica. [442].

Este facto pode ser explicado pelos efeitos nocivos e tóxicos da nicotina na função tubária [222][.

Num estudo de caso-controlo realizado em Washington, Stergachis et al estudaram a incidência do tabagismo em 274 pacientes que tinham apresentado um PE, comparando-as com 727 pacientes em idade fértil. Verificou-se que as mulheres que fumavam tinham um risco mais elevado de PE do que as que não fumavam (OR=1,3). [443].

Saraiya et al encontraram resultados equivalentes. De facto, o risco de ter um PE foi aumentado em 1,9 nas mulheres que fumavam [4[44].

Dos 384 casos estudados na nossa série, 43 doentes eram fumadores, representando 11,19% dos casos. No entanto, o tabagismo não foi associado ao risco de EP na nossa população de estudo (p=0,679), provavelmente devido à baixa proporção de mulheres fumadoras.

3. Estudo clínico

3.1. Amenorreia

Num estudo efectuado na Suécia, durante três anos, que incluiu 915 mulheres com LIG, os autores verificaram que a duração média da amenorreia variou entre 39 e 46 dias. Esta duração foi superior no grupo com gravidez intra-uterina não progressiva. [7].

Num estudo prospetivo de 1625 pacientes publicado por Banerjee et al, a duração média da amenorreia variou entre 32,5 e 52 dias [111].

Os nossos resultados foram semelhantes aos relatados na literatura. A duração média da amenorreia foi de 6,37 semanas (44,59 dias) e foi significativamente maior no grupo de gravidez intra-uterina não progressiva e falha de GLI (p<0,001).

3.2. Hemorragia de rutura

De acordo com Condous et al, apenas 26% das mulheres com LIG não apresentavam hemorragia vaginal. Para as doentes que se apresentaram no serviço de urgência ginecológica com metrorragia, o resultado final da sua LIG foi frequentemente uma IGU falhada. [9].

De acordo com os resultados do nosso estudo, a metrorragia foi referida por 271 doentes (70,6%). Elas foram significativamente mais frequentes em pacientes com EP ou IUP interrompida/falha (grupos 1 e 3) (p=0,048).

3.3. Dor pélvica

Condous et al, num estudo prospetivo realizado em 2005, concluíram que entre 527 casos de LIG analisados, 59% eram assintomáticos enquanto 48% apresentavam dor pélvica. [9].

No nosso estudo, 295 doentes (76,82%) apresentavam dor pélvica à admissão. Estas foram mais frequentes nos doentes dos grupos 1 e 3, mas não de forma significativa (p=0,117).

4. Outros ensaios

4.1 Ecografia pélvica

Atualmente, a melhoria do desempenho dos ecógrafos utilizados nos serviços de ginecologia teve um grande impacto na prática médica em obstetrícia e ginecologia.

A combinação das vias suprapúbica e endovaginal, o desempenho diagnóstico da ecografia e a perícia do ecografista são factores importantes para melhorar a sensibilidade da ecografia e a deteção precoce dos sinais ecográficos que conduzem a um diagnóstico definitivo. [9 ,45] .

Na série de Emma Kirk et al, publicada em 2007 sobre 5318 casos numa unidade especializada em gestação precoce em Londres, a ecografia endovaginal mostrou GIU em 4693 casos (89,6%) e EP em 91 (1,7%). Apenas 456 mulheres (8,7%) foram classificadas como GII [46].

Por outro lado, este estudo relatou que a ecografia endovaginal tem uma sensibilidade de 73,9% (IC 95%: 65,1-81,6), com uma especificidade de 99,9% (IC 95%: 99,8-100), um VPP de 96,7% (IC 95%: 90,7-99,3) e um VPN de 99,4% (IC 95%: 99,2-99,6) no diagnóstico de EP [46].

A procura de um saco gestacional intrauterino ou de uma massa latero uterina constitui duas etapas cruciais na prática da ultrassonografia suprapúbica e endovaginal no caso da LIG. [47].

No decurso de uma gravidez intra-uterina normal, começam a observar-se sucessivamente na cavidade uterina as seguintes estruturas: um saco gestacional às quatro semanas e meia de amenorreia, a vesícula umbilical, a primeira estrutura embrionária, por volta das cinco semanas de amenorreia, um embrião às cinco semanas e meia de amenorreia e, em seguida, uma rápida atividade cardíaca. [48].

Vários estudos investigaram a correlação entre a espessura do endométrio e o desenvolvimento de LIG.

Spandofer et al. concluíram que, nas pacientes cujo resultado final da LIG foi um EP, o endométrio era mais fino na ecografia inicial em comparação com outras pacientes que tiveram uma evolução diferente [449][.

Moschos et al descobriram que um endométrio inicialmente espessado está fortemente associado à IGU [550].

Os nossos resultados estão em perfeita concordância com a literatura: a espessura endometrial foi significativamente maior no grupo UGI progressivo (G2) (p<0,001).

4.2. Ensaio de ß- HCG no plasma

Até hoje, o HCG continua a ser o marcador bioquímico mais utilizado na prática de rotina para monitorizar a IGL. [551].

Numa população com IGG, um único teste de HCG sérico não é suficiente para prever o resultado final de uma IGG. No entanto, é útil para determinar o valor limite da HCG plasmática acima do qual deve ser visualizado um saco gestacional intrauterino na ecografia suprapúbica e/ou endovaginal (EEV). Este valor chamado "HCG discriminativo" é usado para identificar pacientes com alto risco de EP e depende essencialmente da resolução do EEV, da experiência do ultra-sonografista e do kit de HCG usado pelo laboratório. [8, 552] .

Atualmente, graças à resolução melhorada da EEV, o nível discriminatório da HCG sérica para a identificação de uma gravidez intra-uterina por ecografia está fixado entre 1500 e 2500 UI/l [553].

No entanto, este limiar dá, por vezes, uma falsa sensação de segurança ao médico, que tende a subestimar a preocupação com a localização da gravidez se o nível estiver muito abaixo dos valores adoptados e, consequentemente, não se apercebe dos riscos envolvidos se a gravidez estiver localizada fora do útero. Por outro lado, uma gravidez pode não ser identificada apesar da sua localização intra-uterina e de um nível sérico de ß-HCG superior ao limiar pré-definido.

Este facto foi salientado por Kirk et al. que demonstraram, comparando o comportamento hormonal das PE diagnosticadas na ecografia endovaginal inicial com as inicialmente classificadas como GII, que o nível mediano de HCG plasmático retido para estas últimas era de 635 UI/l, ou seja, um nível abaixo do limiar discriminatório. [[54].

No nosso estudo, o nível médio inicial de HCG plasmático foi de 901 UI/l em doentes cujo resultado final da LIG foi um EP.

Por outro lado, alguns UGI progressivos não são visualizados na ecografia inicial, mesmo com níveis plasmáticos de HCG acima dos valores discriminatórios [551].

Num estudo retrospetivo publicado em 2014, os autores concluíram que, em alguns casos, a identificação ecográfica da GIU só é possível a partir de níveis plasmáticos muito elevados de HCG [55][.

Outros estudos, como o de Doubilet [56] e Connolly [[57] concordam com os resultados precipitados.

Vários factores estão envolvidos nesta situação, tais como gravidezes múltiplas, pólipos endometriais, miomas uterinos, adenomiose e obesidade. [551, 55].

Por conseguinte, uma atitude não interventiva com a cinética da ß-HCG parece defensável em doentes hemodinamicamente estáveis, a fim de evitar um possível erro de diagnóstico.

Kader et al foram os primeiros a estudar o perfil hormonal no início da gravidez. Concluíram que, durante a UGI progressiva, os níveis plasmáticos de HCG aumentam 66% ou mais em 48 horas. [58]. Em 2004, Barnhart et al sugeriram um aumento de pelo menos 53% em 48 horas [59].

Mais recentemente, numa coorte de 1249 doentes, os autores propuseram, com um IC de 99,9, um aumento mínimo de 35% no caso de UGI progressivo [660].

É de notar que este aumento dos níveis plasmáticos de HCG durante a UGI progressiva varia também em função do nível inicial desta hormona. Assim, quando a HCG inicial é superior a 3000 mUI/mL, aumenta em 33%, 40% para valores iniciais de HCG entre 1500 e 3000 mUI/mL e 49% para concentrações iniciais inferiores a 1500 mUI/mL. [551].

Alguns autores estudaram também a cinética da HCG plasmática durante a resolução espontânea da LIG.

Barnhart et al. verificaram que os níveis plasmáticos de HCG diminuem 21 a 35% às 48 horas nos casos de resolução espontânea da LIG ou de insucesso da LIG. Concluíram também que este declínio é mais rápido para valores iniciais mais elevados de HCG [661].

Infelizmente, este comportamento hormonal não parece ser inequívoco na previsão do diagnóstico de um PE numa população com LIG. De acordo com Silva et al, o perfil hormonal de um PE pode imitar uma LIG progressiva ou um aborto espontâneo completo em 29% dos casos [662].

No nosso estudo, o nível inicial de ß-HCG foi significativamente maior no grupo RCIU descontinuado/falhado (p=0,001). A dosagem após 48 h foi maior no grupo RIG progressivo, sem diferença significativa em relação aos outros grupos.

4.3. Níveis plasmáticos de progesterona

O corpo lúteo, a placenta e as glândulas supra-renais são a fonte de progesterona sérica, um progestagénio natural que desempenha um papel vital na manutenção da gravidez. [551].

A associação entre os níveis de progesterona e os níveis plasmáticos de ß-HCG predizem fortemente o resultado final da LIG. Níveis plasmáticos de progesterona <20 nmol/L estão fortemente associados à resolução espontânea da LIG, enquanto níveis >25 nmol/L ajudam a prever uma LIG viável. Para níveis séricos de progesterona >60nmol/l , o diagnóstico mais provável é de IGG progressiva. No entanto, os níveis de progesterona dão-nos informações sobre a viabilidade da gravidez sem refinar a investigação da localização [663].

Neste contexto, Bobdiwala et al demonstraram que a probabilidade de uma gravidez viável está fortemente associada a níveis séricos elevados de progesterona [2].

De facto, a probabilidade de UGI progressiva aumentou de 0,0001 para 0,097 para valores de progesterona sérica entre 0 e 20 nmol/L [2].

Uma meta-análise que incluiu 26 estudos e foi publicada em 1998 concluiu que um único valor de progesterona plasmática era suficiente para prever a não viabilidade de uma gravidez em qualquer local. [[64].

O nosso estudo não teve em conta o nível sérico de progesterona na admissão, uma vez que este parâmetro biológico é de difícil acesso numa urgência no nosso contexto.

5. Cobertura para GLI

5.1. Tratamento cirúrgico da LIG

Alguns autores, como Barnhart et al, concordam que o recurso à curetagem uterina para diferenciar entre uma EP e uma IUP detida parece legítimo em certos casos contenciosos antes de recorrer ao tratamento médico com metotrexato [65].

Segundo Pisarska et al, a curetagem uterina pode ser recomendada desde que a possibilidade de UGI progressiva tenha sido excluída por um nível sérico de progesterona (≤15-9 nmol/L) ou pela ausência de aumento do nível plasmático de ß-HCG às 48 horas. [66].

Assim, uma diminuição de pelo menos 15% no nível plasmático de ß-HCG nas 24 horas seguintes à curetagem uterina favoreceria o diagnóstico de uma IUG não avançada, ao passo que a estagnação ou um aumento deste último apontaria para a EP como o diagnóstico mais provável e a doente seria tratada como portadora de EP. [551].

No entanto, de acordo com Condous et al, a curetagem uterina não parece estar indicada no diagnóstico de LIG [667].

No nosso estudo, foram efectuadas 10 curetagens uterinas para fins de diagnóstico (2,6%). O diagnóstico foi UGI não progressivo em 8 pacientes e EP em 2 pacientes.

5.2. Tratamento médico da LIG com metotrexatos

O metotrexato (MTX) tem sido utilizado em casos de GLI persistente em pacientes clinicamente estáveis com suspeita de EP. Dependendo da preferência da paciente, o MTX pode ser oferecido como alternativa à evacuação uterina. Trata-se de um antagonista do ácido fólico com uma elevada taxa de sucesso em casos seleccionados de EP. [68]. 2èmeèmeUma dose de 50 mg/m de MTX é administrada por via intramuscular e, se o HCG não diminuir pelo menos 15% entre os dias 4 e 7, então a mesma dose de MTX pode ser repetida. [69]. Tal como acontece com a revisão uterina, antes de administrar o MTX, é importante garantir que a gravidez não é uma gravidez intra-uterina progressiva. Infelizmente, foram descritos diagnósticos incorrectos que conduziram a malformações congénitas, abortos e interrupção electiva da gravidez. [770,771][.

Um estudo prospetivo multicêntrico seleccionou aleatoriamente 73 doentes hemodinamicamente estáveis com o diagnóstico de EP e níveis de HCG inferiores a 1500 mUI/mL ou com o diagnóstico de GLI e níveis de HCG inferiores a 2000 mUI/mL ou que apresentavam níveis de HCG de planalto. Um total de 41 doentes recebeu MTX (1 mg/kg por via intramuscular) e 32 mulheres foram monitorizadas sem administração de MTX. Neste estudo, o MTX não foi superior ao tratamento expetante em casos de EP ou GLI com títulos de HCG baixos ou de planalto. [772][.

Recentemente, foram descritos casos classificados como GLI e inicialmente tratados com MTX, mas que na realidade tinham tumores produtores de HCG (ou seja, coriocarcinomas gestacionais e não gestacionais) [7[73,74]]. Embora rara, esta possibilidade deve ser tida em conta, uma vez que um diagnóstico incorreto pode atrasar o tratamento adequado e criar resistência ao agente quimioterapêutico.

Infelizmente, não existe consenso sobre o seguimento e o momento da intervenção na IGL. O nosso protocolo baseia-se num valor discriminante de HCG de 3.500 mIU/mL e numa variação dos títulos de HCG às 48 horas.

5.3. Retenção de tratamento

Dado que a regressão espontânea dos PEs é possível e é observada em cerca de 20% dos casos [2[22]a abstenção terapêutica pode ser proposta para pacientes com fácil acesso ao atendimento de emergência. Estas mulheres devem ser assintomáticas, com um nível plasmático de HCG inferior a 1000 mIU/ml e uma ecografia pélvica inicial sem anomalias. [[75].

Na nossa série, os insucessos de IUGs e GLIs beneficiaram de uma atitude expetante com monitorização semanal dos níveis de HCG até à negativação. Nenhuma das pacientes desenvolveu doença trofoblástica gestacional.

6. Previsão do resultado final da ILG

Gravidez de localização indeterminada é um termo que foi introduzido pela primeira vez pelo Royal College of Obstetricians and Gynaecologists em outubro de 2006 para descrever a situação clínica em que um teste de gravidez é positivo, mas não se identificam sinais a favor de PE ou IUP no EVT. [76].

Enquanto aguardam um diagnóstico final, estas doentes são submetidas a uma série de exames clínicos, biológicos e ecográficos. A evolução da LIG pode ser favorável para uma gravidez intra-uterina (GI) ou uma LIG falhada, ou desfavorável para uma LIG persistente ou uma gravidez ectópica (PE) (Figura 10).[1].

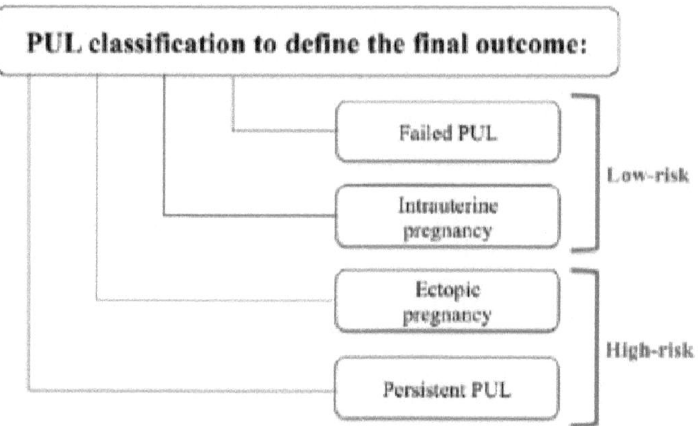

Figura 10Classificação das gestações com localização indeterminada de acordo com o diagnóstico final adotado [[1]

As sondas de ultrassom endovaginal de hoje são cada vez mais eficientes, permitindo-nos visualizar gestações muito jovens na grande maioria dos casos. No entanto, ainda existem casos de gravidez precoce em que nem um PE nem um aborto espontâneo podem ser confirmados: são as gravidezes de localização indeterminada, que estão a aumentar constantemente. [6,77,,78,79].

A razão para este facto é, muitas vezes, o facto de as mulheres procurarem cuidados logo que os testes de gravidez dão positivo, especialmente se tiverem sido submetidas a reprodução medicamente assistida. [54].

A localização extra-uterina de uma gravidez continua a ser a obsessão de todos os médicos. A importância desta busca deve-se, por um lado, à frequência frequentemente subestimada dos PE e, por outro lado, às graves repercussões de negligenciar esta patologia. [114].

De acordo com uma meta-análise publicada em 2012, 7 a 20% das mulheres com gravidezes de localização indeterminada terão um PE como resultado final. [78][.

Num estudo multicêntrico que incluiu 1962 doentes que se apresentaram nos serviços de urgência ginecológica com GLI, o diagnóstico de EP foi registado em 8 a 16% dos casos. [80].

No nosso estudo, das 384 mulheres incluídas, 151 (39,3%) tiveram um diagnóstico final de EP. Essa taxa foi relativamente maior do que as encontradas na literatura. Isso pode ser explicado pela frequência de fatores de risco para EP em nossa população de estudo.

Assim, os autores propuseram-se desenvolver formas de triagem das pacientes de acordo com o grau de suspeita de uma gravidez de alto risco de EP. Isto permitiu-lhes gerir melhor as despesas de saúde sem comprometer a qualidade dos cuidados prestados às doentes com elevada suspeita de gravidez ectópica. [[5]. Os parâmetros mais utilizados são a progesterona sérica, o rácio HCG, o modelo M4 e, mais recentemente, o modelo M6, que inclui a progesterona sérica. O rácio HCG é o método mais comummente adotado. Foram então estabelecidos vários modelos matemáticos com o objetivo de melhorar a gestão da LIG.

No nosso trabalho, decidimos estudar o rácio HCG e o Modelo M4, por serem os mais adequados às nossas condições de prática.

6.1. Desempenho do rácio de HCG na previsão do resultado de gravidezes de localização indeterminada

O rácio de HCG é calculado dividindo o ensaio de ß-HCG plasmático pelo ensaio efectuado 48 horas antes. Foram estabelecidos vários limiares para prever o resultado final da IGG. De acordo com as directrizes britânicas, um HCG superior a 1,63 indica uma IGG progressiva, enquanto um rácio inferior a 0,5 classifica a IGG como uma gravidez não progressiva. As doentes com um rácio entre 0,5 e 1,63 são classificadas como estando em risco elevado de gravidez ectópica e requerem uma monitorização mais cuidadosa. [81]. Quanto às recomendações americanas, uma gravidez não progressiva é suspeitada por um rácio de HCG inferior a 1,33 a 1,53, dependendo do valor do ß-HCG plasmático inicial [8[82,883]As directrizes francesas classificam uma IGG como gravidez presumivelmente não progressiva se o rácio HCG for inferior a 0,85, desde que o valor inicial de ß-HCG plasmático seja inferior a 2000 UI/L. [884].

Este nível de heterogeneidade entre as directrizes é preocupante quando estas podem ser utilizadas para determinar a viabilidade de uma gravidez desejada ou para excluir o diagnóstico de uma PE. Assim, propusemo-nos estudar o desempenho do rácio HCG utilizando os limiares adoptados a partir dos dados mais recentes da literatura e determinar os nossos próprios limiares. No nosso trabalho, considerámos que um valor do rácio HCG inferior a 0,87 corresponde a uma IGL falhada, um valor superior a 1,66 a uma possível IGU e um rácio entre 0,87 e 1,66 a uma provável PE. [3,85].

Estes mesmos limiares foram utilizados por Izhar et al no seu estudo prospetivo publicado em 2022. Os autores concluíram que o rácio de HCG tinha uma sensibilidade (Se) de 72%, uma especificidade (Sp) de 73%, um valor preditivo positivo (VPP) de 44% e um bom valor preditivo negativo (VPN) de 90% para a EP. [5]. Estes resultados são comparáveis aos publicados por Nadim et al em 2019 [8[86].

Num estudo prospetivo multicêntrico publicado em 2021, Bobdiwala et al verificaram que quanto mais elevado for o rácio HCG, maior é a probabilidade de uma gravidez progressiva. Assim, para um limiar de rácio HCG inferior a 0,8, a probabilidade de uma UGI progressiva é inferior ou igual a 0,001, enquanto que é de 0,883 para um rácio ß-HCG de 4. [2].

Bignardi et al concluíram no seu estudo prospetivo observacional que o rácio HCG é mais elevado no caso de uma UGI evolutiva do que no caso de uma gravidez não evolutiva com um Sn 77,2%, um Sp 95,8%, um VPP 86,6%, um VPN 90,9%. Também referiram que um rácio de HCG superior a 2 aumentava a probabilidade de a gravidez intra-uterina ser progressiva. [87].

De acordo com os resultados de Condous et al, para um rácio de HCG inferior a 0,87, o Se e o Sp para a deteção de uma IUG não progressiva foram de 93,1% e 90,8%, respetivamente. [88].

Uma meta-análise publicada em 2018, que incluiu 8 estudos que avaliaram o desempenho do rácio de HCG na triagem de GLI, concluiu que teve um melhor desempenho do que os ensaios simples de ß-HCG na previsão da viabilidade de um GLI, mas não tão bem na previsão da sua localização [79].

No nosso estudo, um rácio inferior a 0,87 teve uma taxa de concordância kappa = 0,731 na predição de gravidez interrompida com um Se de 84,6% e um VPN de 99,1%. Uma razão de HCG entre 0,87 e 1,66 teve uma taxa de concordância de 63,5% com o diagnóstico de gravidez ectópica (p<0,001) com um Se de 79,3%, um Sp de 84,5%, um VPP de 76,8% e um valor preditivo negativo VPN de 86,4%. Conseguimos também estabelecer novos limiares com um melhor compromisso entre sensibilidade e especificidade para o diagnóstico de PE: um rácio entre 0,77 e 1,63 teve um Se de 96% com um VPN de 95,6. Os nossos resultados estão assim de acordo com os da literatura.

6.2. Desempenho do modelo M4 na previsão do resultado de gravidezes de localização indeterminada

Embora algumas equipas continuem a utilizar o rácio HCG para fazer a triagem dos doentes que apresentam uma GL, a multiplicação dos limiares propostos faz com que alguns profissionais tenham receio de o adotar na sua prática diária. Neste contexto, foram desenvolvidos vários modelos matemáticos para otimizar a gestão da GLI, como o modelo M4. [77].

Para a estratificação do risco de gravidezes de localização indeterminada, o modelo M4 tem em conta dois parâmetros: o valor plasmático inicial de HCG e o rácio de HCG. Assim, numa determinada população de GLI, as mulheres serão classificadas como sendo de "alto risco" se a probabilidade de ter um PE for ≥5% e de "baixo risco" de PE para uma probabilidade <5%. [77].

Vários autores estudaram o desempenho do modelo M4 na previsão do risco de EP. Van Claster et al demonstraram que a utilização do modelo matemático M4 na triagem de doentes com GLI reduz o seguimento em 70%, com um bom VAL de cerca de 97,5%. [80].

De acordo com os resultados de Izhar et al, numa população GLI, o modelo M4 prediz o risco de EP com um Se de 86,4%, um Sp de 91%, um NPV de 95,8% e um PPV de 76%. [5].

Num estudo multicêntrico que incluiu 1271 casos de LIG, Guha et al concluíram que 84% dos PE foram inicialmente classificados como gravidezes de alto risco pelo M4 com um OR de 19,4 (11,5-32,8) [89][.

Bobdiwala et al mostraram, numa coorte prospetiva multicêntrica realizada em 2016, que o modelo matemático M4 classificou corretamente a LIG de baixo risco em 97% dos casos e a LIG de alto risco em 82%. Além disso, concluíram que, utilizando o M4, a área sob a curva para diferenciar um EP de um GLI progressivo ou não progressivo é de 0,84 [77].

Num estudo australiano publicado em 2020, os autores mostraram que, na previsão de gravidezes de alto risco, o modelo M4 tinha um Se de 80,0% (IC 95% 71,1 a 86,5%), um Sp de 75,9% (IC 95% 72,2 a 79,3%), um VPP de 37,8% (IC 95% 33,8 a 42,1%) e um VAL de 95,3% (IC 95% 93,1 a 96,9%) [90][.

No nosso trabalho, utilizando um limiar de 5% para classificar as mulheres com alto risco de EP, o modelo M4 apresentou um Se de 59%, um Sp de 41,7%, um VPP de 40,2% e um VPN de 88,7%. Estes valores estavam muito abaixo do desempenho do modelo M4 encontrado na literatura. Este facto pode ser explicado pelas diferenças étnicas e sociodemográficas das populações estudadas. Assim, conseguimos melhorar o desempenho deste Modelo na nossa população, fixando o cut-off em 11%, o que permitiu obter um Se de 81%, um Sp de 77%, um VPP de 65% e um VPN de 90% (Quadro XXIII).

Tabela XXIII Desempenho do modelo M4 na predição do desfecho de gestações de localização indeterminada na literatura

Autor	Ano	Tipo de estudo	Sensibilidade	Específico	VPP	VPN
Van Claster et al [80]	2013	Retrospetiva multicêntrico	88%	69,9%	20,4%	97,5%
Bobdiwala et al [77]	2016	Estudo prospetivo multicêntrico	82%	70%	23%	97%
Nadim et al [90]	2020	Centro único retrospetivo	80%	75,9%	37,8%	95,3%
Izhar et al [5]	2022	Centro único retrospetivo	86,4%	91%	76%	95,8%
A nossa série	2024	Centro único retrospetivo	59%	41,7%	40,2%	88,7%

VPP: Valor preditivo positivo/VPN: Valor preditivo negativo

6.3. Rácio HCG versus modelo M4 na previsão do resultado de gravidezes de localização indeterminada

O rácio HCG e o Modelo M4 permitiram otimizar o controlo dos GLI e revolucionaram o tratamento das mulheres.

Assim, vários autores têm-se interessado em comparar o desempenho do rácio HCG e do modelo M4, de forma a adotar o método mais adequado para prever o resultado final da LIG numa determinada população.

Para Bobdiwala et al, o modelo M4 é superior ao rácio HCG em termos de previsão de GLI com elevado risco de EP. [77].

Uma meta-análise recente publicada em 2018 concluiu que o modelo M4 era a melhor ferramenta para prever um PE, comparando-o com o rácio HCG e a medição da progesterona sérica isoladamente [79][.

Guha et al, no seu estudo multicêntrico de 1271 casos de GIG, também concluíram que o M4 é superior ao rácio HCG e à progesterona sérica isoladamente na previsão da gravidez ectópica. [8[89].

No entanto, a maioria dos autores concorda que o rácio HCG foi mais eficaz na previsão da viabilidade de uma GLI e menos eficaz na avaliação do risco de EP. De facto, de acordo com uma meta-análise publicada por Bobdiwala et al, para a previsão do resultado final da LIG em UGI progressiva, a área sob a curva para o rácio HCG foi de 0,97 (IC 95% 0,87-0,99), enquanto que para o Modelo M4 foi de 0,86. O mesmo se verificou para a ILG persistente ou progressiva, com uma área sob a curva de 0,98 para o rácio HCG contra 0,84 para o modelo M4. [79].

No final desta comparação, verifica-se que o modelo M4 é melhor para prever o resultado final de uma GLI em PE. No entanto, o rácio HCG é a melhor forma de prever a viabilidade ou não de um GLI.

6.4. Desempenho do Modelo M6 na previsão do resultado de gravidezes de localização indeterminada

Foi desenvolvido um novo modelo matemático para prever o resultado final da GLI: o Modelo M6 [5, 551]. Este modelo tem em conta o rácio HCG, bem como os níveis iniciais de progesterona e ß-HCG [8].

Tal como acontece com o modelo M4, o modelo M6 foi incorporado em estratégias de diagnóstico para as ILG, nomeadamente em algoritmos de decisão em duas etapas ou na "abordagem em duas etapas" proposta por Van Calster et al. [9[91] (Figura 11).

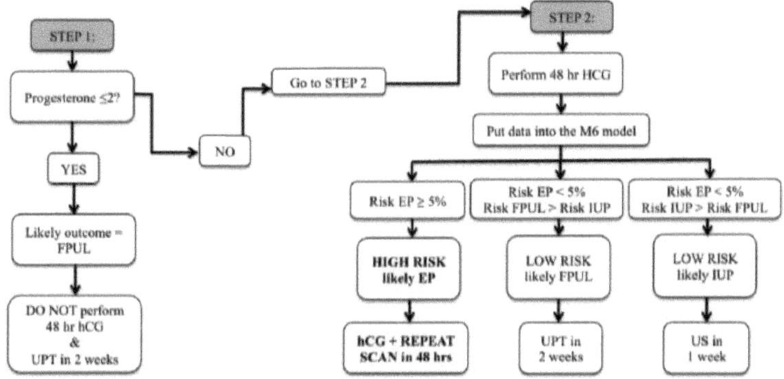

Figura 11Algoritmo de tomada de decisão em duas fases proposto por Van Calster et al. [991].

O Modelo M6 foi objeto de várias validações externas e o seu desempenho na previsão do resultado da LIG foi demonstrado por vários autores [1,92,93].

De acordo com um estudo francês publicado em 2022, os PE foram corretamente classificados pelo modelo M6 com uma sensibilidade de 96,4% e um valor preditivo negativo de 98,9 [8].

No nosso estudo, o modelo M6 não foi avaliado porque os níveis séricos de progesterona não são habitualmente medidos numa emergência nas nossas condições de prática.

7. Novos marcadores na gestão da LIG

Vários estudos avaliaram os níveis séricos de uma série de biomarcadores, como o antigénio do cancro 125 (CA125), a creatina quinase (CK) e a inibina A, na previsão do resultado final da LIG [551].

Num estudo prospetivo publicado em 2005, Condous et al concluíram que os níveis séricos de CA125 e CK não predizem o desfecho da LIG.

Quanto ao rácio CA125 (CA125 às 48h /CA125 às 0h), este pode dar-nos uma indicação da progressão da LIG se for incorporado num modelo de regressão logística. A sua ineficácia na deteção de MLI com elevado risco de EP limita a sua utilidade clínica. [994].

Na mesma linha, Chetty et al demonstraram a utilidade relativa da inibina A sérica na diferenciação entre a LIG espontaneamente resolvida e a LIG progressiva. De facto, um nível sérico de inibina A ≤ 11 pmol/L é favorável a uma LIG falhada. No entanto, a progesterona continua a ser o único e melhor biomarcador para prever a evolutividade da LIG. [995]].

Com base nos nossos resultados, pudemos propor um novo score preditivo para o resultado da IGL, incorporando os parâmetros habitualmente utilizados na avaliação inicial das nossas doentes: O rácio HCG, os níveis iniciais de ß-HCG e a espessura endometrial. Este score mostrou resultados muito promissores, com uma sensibilidade de 91%, especificidade de 93%, VPP de 95% e VPN de 94% para um score superior a 3,5.

8. Impacto económico da aplicação do rácio HCG e do modelo M4

Presume-se que todos os modelos propostos para prever o resultado da IGL sejam benéficos em termos de triagem das mulheres que se apresentam nos serviços de urgência ginecológica. Quanto mais baixo for o nível de suspeita de EP, menor será o número de investigações necessárias. Num país onde os cuidados de saúde são dispendiosos, uma tal estratégia seria frutuosa. Além disso, o acompanhamento pode ser estratégico, permitindo que as mulheres consideradas de alto risco beneficiem de todos os cuidados necessários. [5].

No entanto, dada a variabilidade dos limiares de discriminação, é necessária a validação externa destes modelos em diferentes grupos étnicos, a fim de homogeneizar a gestão da LIG através de algoritmos universais de tomada de decisão. [551].

No nosso estudo, poderiam ter sido feitas poupanças consideráveis de acordo com as previsões do rácio HCG e do Modelo M4, particularmente nos grupos de baixo risco: 221 dinares (98,5-904 dinares) por doente para o rácio HCG e 202,25 dinares (98,5-904 dinares) por doente para o Modelo M4.

9. Pontos fortes e limitações do nosso trabalho

A gravidez de localização indeterminada (PIL) representa um desafio de diagnóstico e de gestão para o médico, confrontado com pacientes assintomáticas expostas ao risco de gravidez ectópica (PE) suscetível de comprometer o seu prognóstico vital. A utilização de modelos matemáticos para estratificar o risco de PE desde a primeira consulta poderia evitar o internamento hospitalar de pacientes consideradas de "baixo risco", poupando assim a estas mulheres uma situação particularmente ansiogénica e gerando poupanças em termos de custos de saúde. Neste sentido, decidimos realizar este estudo retrospetivo, descritivo e analítico, para avaliar o desempenho do modelo M4 e do rácio HCG na estratificação de risco das gravidezes de localização indeterminada (GLI).

Os pontos fortes do nosso estudo foram :

- O nosso estudo é de importância médica crucial na Tunísia. De facto, nenhum estudo nacional avaliou a utilização destes meios na triagem da LIG no nosso país.

- As mulheres estão cada vez mais instruídas, o que significa que o diagnóstico da gravidez é muito rápido, levando muitas vezes a consultas precoces e inoportunas, o que torna esta questão atual.
- Consideramos que a população estudada no nosso trabalho é considerada uma amostra bastante representativa, o que teve um impacto real no poder estatístico do estudo.
- Utilizámos os métodos de avaliação mais recentes e mais adequados às condições em que operamos: o rácio HCG e o modelo M4.
- De acordo com a nossa revisão da literatura, este é o primeiro estudo a avaliar o impacto económico da utilização de modelos matemáticos na triagem de doentes com LIG.

No entanto, é importante reconhecer as limitações inerentes a este trabalho:

- Monocentrismo
- A recolha e a análise retrospetiva de ficheiros podem conduzir a erros e enviesamentos na análise dos resultados estatísticos.
- O novo modelo matemático M6 utilizado para prever o resultado final da LIG não foi avaliado, uma vez que os níveis séricos de progesterona são de difícil acesso numa emergência no nosso contexto.
- Não abordámos a questão do impacto psicológico nestas mulheres que aguardam a localização de uma gravidez, o que, para além do efeito devastador, pode levar a perturbações de ansiedade no decurso de uma possível gravidez intra-uterina.

10. Perspectivas e recomendações

10.1. Recomendações

Tendo em conta os resultados do nosso estudo, podemos propor os seguintes algoritmos de estratificação do risco evolutivo da LIG (Figuras 12,13,14).

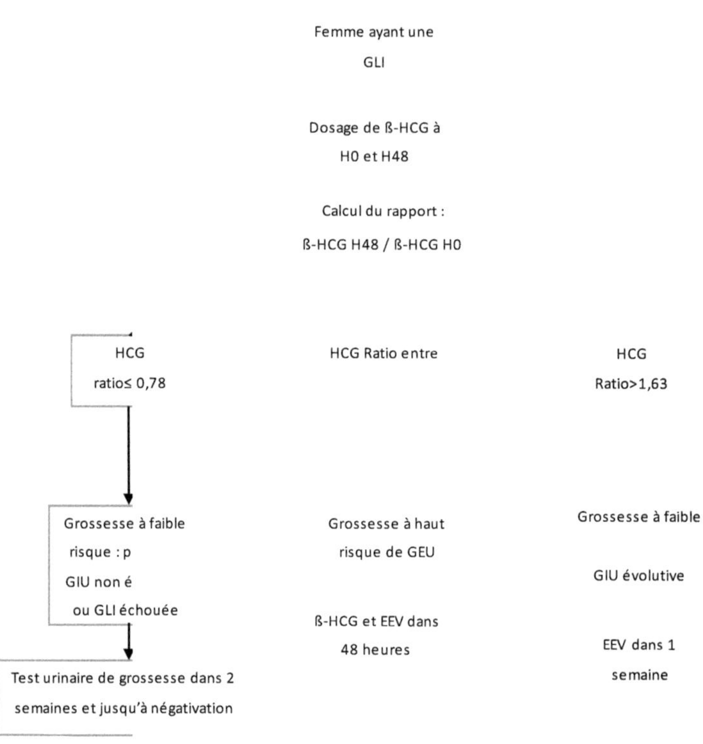

Figura 12Algoritmo para a gestão da LIG de acordo com a estratificação do risco pelos novos limiares do rácio HCG

GIU: Gravidez intra-uterina; GLI: Gravidez de localização indeterminada; EEV: Ecografia endovaginal; GEU: Gravidez extra-uterina; ß -HCG: Gonadotrofina coriónica humana.

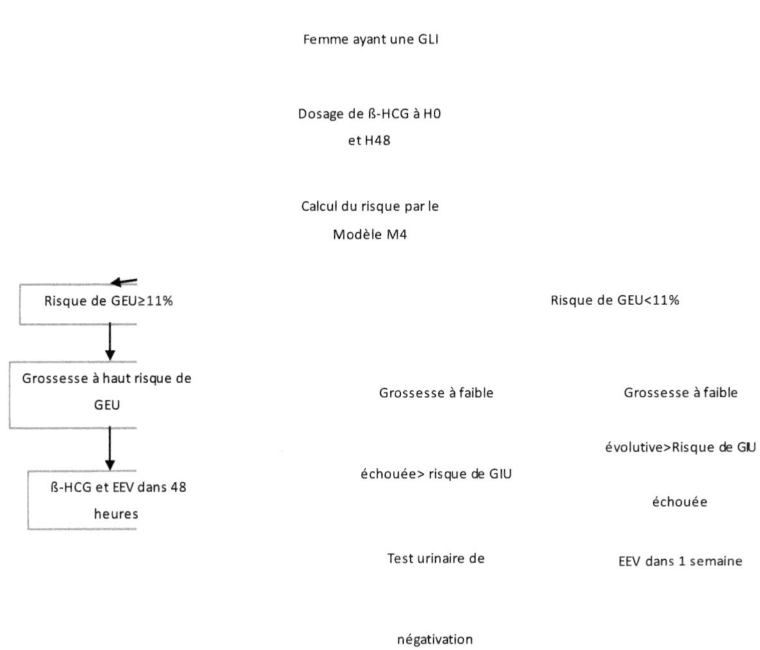

Figura 13Algoritmo de gestão da ILG com base na estratificação do risco utilizando os novos limiares do modelo M4

GIU: Gravidez intra-uterina; GLI: Gravidez de localização indeterminada; EEV: Ecografia endovaginal; GEU: Gravidez extra-uterina; ß -HCG: Gonadotrofina coriónica humana.

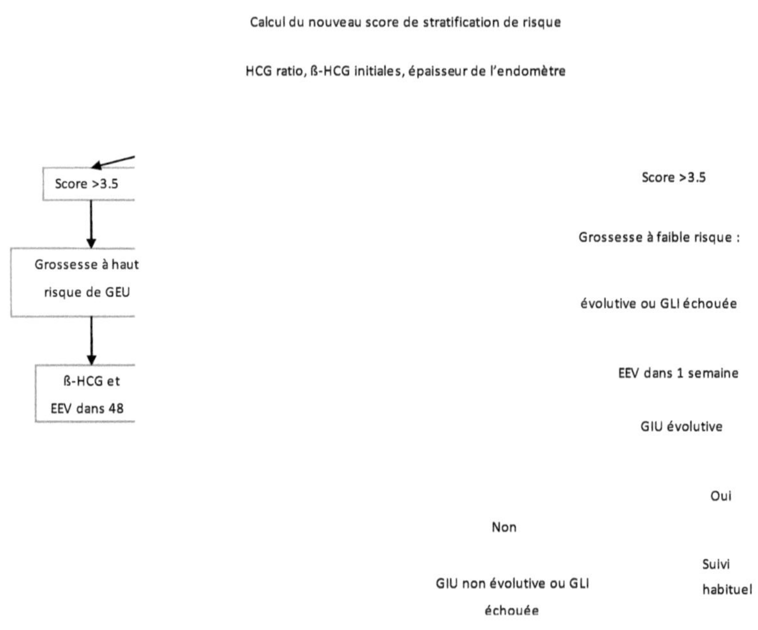

Figura 14Algoritmo de gestão da LIG utilizando a nova pontuação de estratificação do risco

GIU: Gravidez intra-uterina; GLI: Gravidez de localização indeterminada; EEV: Ecografia endovaginal; GEU: Gravidez extra-uterina; ß -HCG: Gonadotrofina coriónica humana.

10.2. Perspectivas

Pode ser proposto um estudo prospetivo multicêntrico para avaliar o desempenho dos novos limiares do rácio HCG e do modelo M4 na estratificação do risco de LIG.

Desta forma, podem ser desenvolvidos algoritmos de gestão mais adequados à nossa população, com um acompanhamento mais atento das mulheres com elevado risco de EP.

Além disso, tendo em conta os parâmetros estatisticamente significativos, propomos utilizar o novo score que propomos, que incorpora o rácio HCG com limiares de 0,78 e 1,63, o ensaio inicial de ß-HCG e a medição da espessura endometrial, em estudos prospectivos multicêntricos, a fim de o validar e ajustar o seu limiar de positividade.

CONCLUSÕES

A gravidez de localização indeterminada (PIL) refere-se à situação em que uma mulher tem um teste de gravidez positivo na urina ou no sangue, mas não consegue localizar a gravidez na ecografia pélvica.

O objetivo do nosso estudo foi avaliar o desempenho do modelo M4 e do rácio HCG na estratificação de risco de gravidezes de localização indeterminada (GLI) através de um estudo retrospetivo de uma série de 384 pacientes com GLI (janeiro de 2017 a 30 de abril de 2023).

A idade média dos nossos doentes foi de 32,8±5,7 anos, com extremos que variaram entre 18 e 46 anos, e 34,4% dos doentes tinham mais de 35 anos de idade (n=132).

A idade gestacional média das nossas pacientes foi de 3±1,8 e a paridade média de 1,38±1,1.

Os principais factores de risco para EP apresentados pelas nossas doentes foram: EP prévia (11,3%), plastia tubária prévia (4%) e infertilidade prévia (6%).

Não encontrámos diferenças significativas na comparação dos dados do exame ginecológico entre os 3 grupos.

A mediana do ensaio de ß-HCG foi de 666 UI/ml na admissão e 655,45 UI/ml após 48 horas. O nível inicial de ß-HCG foi significativamente mais elevado no grupo 3 (p=0,001) e o nível após 48 horas foi mais elevado no grupo 2, sem diferença significativa em relação aos outros grupos.

O número médio de ensaios de ß -HCG antes de se chegar ao diagnóstico final foi de 2,39, com o grupo G1 a necessitar do maior número de ensaios (p=0,012).

Para a ecografia pélvica, a espessura do endométrio foi maior no grupo G3 e menor no grupo G1 (p<0,001).

O número médio de exames antes do diagnóstico final foi de 1,93 exames. O grupo G2 foi o que necessitou de um maior número de exames (p<0,001).

Quanto ao manejo da LIG, o tempo médio de internação dos pacientes foi de 5,96 dias, com extremos que variaram de 3 a 20 dias. Foi maior no grupo G1 (p<0,001).

A EP foi diagnosticada em 151 doentes. O tratamento médico com metotrexato foi registado em 125 casos (82,78%). Quinze doentes receberam duas doses e uma dose única foi suficiente para os restantes 110 doentes. Foi necessária cirurgia em 40 doentes (10,4%).

Para o rácio HCG, os melhores Se (84,6%) e VPN (99,1%) foram observados no grupo de gravidezes intra-uterinas não evolutivas ou gravidezes com localização indeterminada falhada (rácio HCG <0,87). As gravidezes intra-uterinas progressivas (razão HCG >1,66) apresentaram o Sp (91,4%) e o VPP (80,6%) mais elevados. Para o diagnóstico de PE (razão HCG entre 0,87 e 1,66), os parâmetros de desempenho da razão HCG foram os seguintes: Se (79,3%), Sp (84,5%), VPP (76,8%) e VPN (86,4%).

Com base nos nossos dados, foi possível estabelecer novos pontos de corte para o rácio HCG, combinando o melhor compromisso entre sensibilidade e VPN, de forma a otimizar a sua capacidade de excluir o diagnóstico de PE. Assim, um rácio entre 0,77 e 1,63 teve um Se de 96% com um VPN de 95,6% na previsão do risco de EP.

Utilizando um limiar de 5% para classificar as mulheres com risco elevado de EP, o modelo M4 teve um Se de 59%, um Sp de 41,7%, um VPP de 40,2% e um VAL de 88,7%.

A partir dos nossos dados, conseguimos estabelecer o limiar do modelo M4 que associava o melhor compromisso entre Se e VPN. Este limiar foi de 11% com um Se de 81%, um Sp de 77%, um VPP de 65% e um VPN de 90%.

À luz dos nossos resultados, estabelecemos um novo score preditivo de EP em doentes que se apresentam para GLI, incluindo como parâmetros as três variáveis significativamente associadas ao risco de EP na análise multivariada, atribuindo-lhes respetivamente como coeficientes os seus Odds Ratios ajustados: Um rácio de HCG entre 0,78 e 1.63 (OR: 3,848), ß-HCG inicial >1000 UI/L (OR: 1,975) e espessura endometrial < 10 mm (OR: 1,279). Esse escore mostrou desempenho promissor na predição do risco de LIG: sensibilidade de 91%, especificidade de 93%, VPP de 95% e VPN de 94%.

Em termos de custos de saúde, demonstrámos que a utilização do rácio HCG e do modelo M4 permitiria realizar poupanças significativas sem afetar o prognóstico dos doentes.

É verdade que a prevalência da LIG está a aumentar constantemente, dada a excessiva medicalização da gravidez e da conceção, nomeadamente no contexto da reprodução medicamente assistida. O resultado final de um GLI como EP não é negligenciável, com a possibilidade de rutura. A gestão diagnóstica em ambulatório seria exequível após estratificação de risco utilizando o rácio HCG e o Modelo M4, adaptando os seus limiares ao nosso contexto, e porque não desenvolver novos scores adaptados à nossa população e às nossas condições de prática.

REFERÊNCIAS

1. **Bobdiwala S, Al-Memar M, Farren J, Bourne T.** Factores a considerar na gravidez de localização desconhecida. *Womens Health (Lond)* *2017;13:2733-.*

2. **Bobdiwala S, Kyriacou C, Christodoulou E, Farren J, Mitchell-Jones N, Al-Memar M, et al.** Avaliação dos níveis de corte para progesterona, gonadotrofina coriônica humana β e razão gonadotrofina coriônica humana β para excluir a viabilidade da gravidez em mulheres com gravidez de localização desconhecida: um estudo de coorte multicêntrico prospetivo. *Ata Obstet Gynecol Scand* *2021;101:4655-.*

3. **Kirk E, Condous G, Van Calster B, Van Huffel S, Timmerman D, Bourne T.** Rationalizing the follow-up of pregnancies of unknown location. *Hum Reprod 2007;22:174450-.*

4. **Cordina M, Schramm-Gajraj K, Ross JA, Lautman K, Jurkovic D.** Introdução de um protocolo de visita única na gestão de pacientes seleccionadas com gravidez de localização desconhecida: um estudo prospetivo. *BJOG 2011;118: 6937-.*

5. **Izhar R, Husain S, Tahir MA, Ala SH, Imtiaz R, Husain S, et al.** Triagem de mulheres com gravidez de localização desconhecida: avaliação de protocolos baseados em progesterona sérica única, rácios de hCG sérica e modelo M4. *J Reprod Infertil 2022;23:10713-.*

6. **Bobdiwala S, Christodoulou E, Farren J, Mitchell-Jones N, Kyriacou C, Al-Memar M, et al.** Triagem de mulheres com gravidez de localização desconhecida usando protocolo de duas etapas, incluindo o modelo M6: estudo de implementação clínica. *Ultrassom em Obstetrícia e Ginecologia 2020;55:10514-.*

7. **Fistouris J, Bergh C, Strandell A.** Classificação de gravidezes de localização desconhecida de acordo com quatro protocolos diferentes baseados em hCG. *Hum Reprod 2016;31: 220311-.*

8. **Dap M, Chaillot M, Rouche J, Mezan de Malartic C, Morel O.** Avaliação retrospetiva de um algoritmo de apoio à decisão para gravidezes de localização indeterminada. *Gynecol Obstet Fertil Senol 2022;50:390-4.*

9. **Condous G, Kirk E, Lu C, Van Huffel S, Gevaert O, De Moor B, et al.** Precisão diagnóstica de zonas discriminatórias variáveis para a previsão de gravidez ectópica em mulheres com uma gravidez de localização desconhecida. *Ultrasound Obstet Gynecol 2005;26:7705-.*

10. **Banerjee S, Aslam N, Zosmer N, Woelfer B, Jurkovic D.** The expectant management of women with early pregnancy of unknown location. *Ultrasound Obstet Gynecol 1999;14:2316-.*

11. **Banerjee S, Aslam N, Woelfer B, Lawrence A, Elson J, Jurkovic D.** Expectant management of early pregnancies of unknown location: a prospective evaluation of methods to predict spontaneous resolution of pregnancy. *BJOG 2001;108:15863-.*

12. **Fistouris J, Bergh C, Strandell A.** Gravidez de localização desconhecida: validação externa dos modelos de previsão M6NP e M4 baseados em hCG em uma unidade de ginecologia de emergência. *BMJ Open 2022;12:e058454.*

13. **Florio P, Severi FM, Bocchi C, Luisi S, Mazzini M, Danero S, et al.** Single serum activin a testing to predict ectopic pregnancy. *J Clin Endocrinol Metab 2007;92:174853-.*

14. **Hendriks E, Rosenberg R, Prine L.** Gravidez ectópica: diagnóstico e tratamento. *Am Fam Physician 2020;101:599-606.*

15. **Farquhar CM.** Gravidez ectópica. *Lancet 2005;366:58391-.*

16. **Karaer A, Avsar FA, Batioglu S.** Factores de risco para a gravidez ectópica: um estudo de caso-controlo. *Aust N Z J Obstet Gynaecol 2006;46:521-7.*

17. **Moini A, Hosseini R, Jahangiri N, Shiva M, Akhoond MR.** Fatores de risco para gravidez ectópica: um estudo de caso-controle. *J Res Med Sci 2014;19:8449-.*

18. **Ellaithy M, Asiri M, Rateb A, Altraigey A, Abdallah K.** Previsão de gravidez ectópica recorrente: um estudo de coorte de acompanhamento de cinco anos. *Eur J Obstetrics Gynecol Reprod Biol 2018;225:708-.*

19. **Bowman ZS, Smith KR, Silver RM.** Parto cesáreo e risco de gravidez ectópica subsequente. *Am J Perinatol 2015;32:815.*

20. **Hemminki E, Meriläinen J. Long-term** effects of cesarean sections: ectopic pregnancies and placental problems. *Am J Obstet Gynecol 1996;174:156974-.*

21. **Li C, Zhao WH, Zhu Q, Cao SJ, Ping H, Xi X, et al.** Factores de risco para a gravidez ectópica: um estudo de caso-controlo multicêntrico. *BMC Pregnancy Childbirth 2015;15:187.*

22. **Gervaise A, Fernandez H.** Diagnóstico e tratamento da gravidez ectópica. *J Gynecol Obstet Biol Reprod (Paris) 2010;39: F1724-.*

23. **Rachdi R, Fekih MA, Hajjami R, Messaoudi L, Chibani M, Brahim H.** La grossesse extra-uterine à propos de 70 observations. *Med Maghreb 1991;28:9-12.*

24. **Elraiyah T, Hashim Y, Elamin M, Erwin PJ, Zarroug AE.** O efeito da apendicectomia na futura infertilidade tubária e gravidez ectópica: uma revisão sistemática e meta-análise. *J Surg Res 2014;192:368-74.*

25. **Männistö J, Sammalkorpi H, Niinimäki M, Mentula M, Mentula P.** Associação de apendicite complicada no risco de necessidade de tratamento posterior de fertilização in vitro e gravidez ectópica: um estudo de coorte nacional. *Ata Obstet Gynecol Scand 2021;100:14906-.*

26. **Poncelet É, Leconte C, Fréart-Martinez É, Laurent N, Lernout M, Bigot J, et al.** Sonographic and MRI aspects of ectopic pregnancy. *Imag Femme 2009;19:1718-.*

27. **Taran FA,Kagan KO, hubner M,Hoopmann M,Wallwiener D,Brucker S.**The Diagnosis and Treatment of Ectopic Pregnancy.Deutshes Arzteblatt International.oct2015.112(41) :693- 703

28. **Rana P, Kazmi I, Singh R, Afzal M, Al-Abbasi FA, Aseeri A, et al.** Gravidez ectópica: uma revisão. *Arch Gynecol Obstet 2013;288:74757-.*

29. **Bouyer J, Coste J, Shojaei T, Pouly JL, Fernandez H, Gerbaud L, et al.** Risk factors for ectopic pregnancy: a comprehensive analysis based on a large case-control, population-based study in France. *Am J Epidemiol 2003;157:18594-.*

30. **Garbin O, Helmlinger C, Meyer N, David-Montefiore E, Vayssiere C.** 74% das gravidezes ectópicas podem ser tratadas com terapia médica? Uma série de 202 pacientes. *J Gynecol Obstet Biol Reprod (Paris) 2010; 39:-306.*

31. **Basnet R, Pradhan N, Bharati L, Bhattarai N, Basnet BB, Sharma B.** Determinar os factores de risco associados à gravidez ectópica. *Asian J Pharm Clin Res 2015;8:937-.*

32. **Ferkous G.** La grossesse extra-utérine: à propos de 117 cas [Tese]. *Rabat: Université Mohamed V, Faculté de Médecine et de Pharmacie; 2011*

33. **Ayadi J.** Grossesse extra-utérine: aspects épidémiologiques cliniques et thérapeutiques à propos de 112 cas [Tese]. *Sfax: Université de Sfax, Faculté de Médecine; 2006.*

34. **Dimassi R.** Gravidez ectópica: aspectos epidemiológicos, diagnósticos e terapêuticos: cerca de 128 casos. *Monastir: Universidade de Monastir, Faculdade de Medicina; 2016.*

35. **Derniaux E, Lucereau-Barbier M, Graesslin O.** Acompanhamento e aconselhamento após infecções dos órgãos genitais superiores. *J Gynecol Obstet Biol Reprod (Paris) 2012;41:9229-.*

36. **Shaw JLV, Wills GS, Lee KF, Horner PJ, McClure MO, Abrahams VM, et al.** A infeção por Chlamydia trachomatis aumenta o PROKR2 da trompa de Falópio através da ativação de TLR2 e NFκB, resultando num microambiente predisposto à gravidez ectópica. *Am J Pathol 2011;178:25360-.*

37. **Egger M, Low N, Smith GD, Lindblom B, Herrmann B.** Screening for chlamydial infections and the risk of ectopic pregnancy in a county in Sweden: ecological analysis (Rastreio de infecções por clamídia e o risco de gravidez ectópica num condado da Suécia: análise ecológica). *BMJ 1998;316:177680-.*

38. **Mol F, van Mello NM, Mol BW, van der Veen F, Ankum WM, Hajenius PJ.** Gravidez ectópica e doença inflamatória pélvica: uma epidemia renovada? *Eur J Obstet Gynecol Reprod Biol 2010;151:1637-.*

39. **Rosenthal MA, McQuillan SK.** Contraceção em meninas adolescentes. *CMAJ 2021;193:E14756-.*

40. **Schultheis P, Montoya MN, Zhao Q, Archer J, Madden T, Peipert JF.** Contraceção e risco de gravidez ectópica: uma análise observacional prospetiva. *Am J Obstet Gynecol 2021;224:2289-.*

41. **Furlong LA.** Risco de gravidez ectópica quando a contraceção falha. A review. *J Reprod Med 2002;47:8815-.*

42. **Dekeyser-Boccara J, Milliez J.** Tabac et grossesse extra-utérine : y a-t-il un lien de causalité ? *J Gynecol Obstet Biol Reprod (Paris) 2005;34:11923-.*

43. **Stergachis A, Scholes D, Daling JR, Weiss NS, Chu J.** Maternal cigarette smoking and the risk of tubal pregnancy. *Am J Epidemiol 1991;133:3327-.*

44. **Saraiya M, Berg CJ, Kendrick JS, Strauss LT, Atrash HK, Ahn YW.** O consumo de cigarros como fator de risco para a gravidez ectópica. *Am J Obstet Gynecol 1998;178:4938-.*

45. **Mathlouthi N, Olfa S, Fatnassi A, Ben Temime R, Makhlouf T, Attia L, et al.** Diagnóstico por ultrassom da gravidez ectópica: Estudo prospetivo de cerca de 200 casos. *Tunis Med 2013;91:2547-.*

46. **Kirk E, Papageorghiou AT, Condous G, Tan L, Bora S, Bourne T.** A eficácia diagnóstica de um exame transvaginal inicial na deteção de gravidez ectópica. *Hum Reprod 2007;22:28248-.*

47. **Drobny J.** Sonografia no tratamento de gravidezes sintomáticas de localização desconhecida. *Bratisl Lek Listy 2008;109:2549-.*

48. **Hospital Necker Enfants Malades.** Ultrassom: de mês em mês. *[Online]. [Acedido em 18/01/2024], disponível em URL: https://maternite-necker.aphp.fr/echographie-mois-en-mois/*

49. **Spandorfer SD, Barnhart KT.** Endometrial stripe thickness as a predictor of ectopic pregnancy. *Fertil Steril 1996;66:4747-.*

50. **Moschos E, Twickler DM.** Endometrial thickness predicts intrauterine pregnancy in patients with pregnancy of unknown location. *Ultrasound Obstet Gynecol 2008;32:929-34.*

51. **Pereira PP, Cabar FR, Gomez ÚT, Francisco RP.** Gravidez de localização desconhecida. *Clínicas (São Paulo) 2019;74:e1111.*

52. **Menard JP, Bretelle F, D'Ercole C, Boubli L.** Place de la biologie parmi les stratégies diagnostiques de la grossesse extra-utérine. *Immunoanal Biol Spec 2011;26:-138.*

53. **Seeber BE, Barnhart KT.** Suspeita de gravidez ectópica. *Obstet Gynecol 2006;107(2 Pt 1):399413-.*

54. **Kirk E, Daemen A, Papageorghiou AT, Bottomley C, Condous G, De Moor B, et al.** Porque é que algumas gravidezes ectópicas são caracterizadas como gravidezes de localização desconhecida no exame inicial de ecografia transvaginal? *Ata Obstet Gynecol Scand 2008;87:11504-.*

55. **Ko JKY, Cheung VY.** Tempo para revisitar o nível discriminatório da gonadotrofina coriónica humana na gestão da gravidez de localização desconhecida. *J Ultrasound Med 2014;33:46571-.*

56. **Doubilet PM, Benson CB.** Mais provas contra a fiabilidade do nível discriminatório da gonadotropina coriónica humana. *J Ultrasound Med 2011;30: 163742-.*

57. **Connolly A, Ryan DH, Stuebe AM, Wolfe HM.** Reavaliação dos níveis discriminatórios e limiares para β-hCG sérico no início da gravidez. *Obstet Gynecol 2013;121:65.*

58. **Kadar N, Caldwell BV, Romero R.** Um método de rastreio da gravidez ectópica e suas indicações. *Obstet Gynecol 1981;58:162.*

59. **Barnhart KT, Sammel MD, Rinaudo PF, Zhou L, Hummel AC, Guo W.** Pacientes sintomáticas com uma gravidez intra-uterina viável precoce: curvas de hCG redefinidas. *Obstet Gynecol 2004;104:50.*

60. **Seeber BE, Sammel MD, Guo W, Zhou L, Hummel A, Barnhart KT.** Application of redefined human chorionic gonadotropin curves for the diagnosis of women at risk for ectopic pregnancy (Aplicação de curvas redefinidas de gonadotrofina coriónica humana para o diagnóstico de mulheres em risco de gravidez ectópica). *Fertil Steril 2006;86:4549-.*

61. **Barnhart K, Sammel MD, Chung K, Zhou L, Hummel AC, Guo W.** Declínio da gonadotrofina coriónica humana sérica e aborto espontâneo completo: definição da curva normal. *Obstet Gynecol 2004;104(5 Pt 1):97581-.*

62. **Silva C, Sammel MD, Zhou L, Gracia C, Hummel AC, Barnhart K.** Perfil da gonadotrofina coriónica humana em mulheres com gravidez ectópica. *Obstet Gynecol 2006;107:605.*

63. **Kirk E, Condous G, Bourne T.** Gravidezes de localização desconhecida. *Best Pract Res Clin Obstet Gynaecol 2009;23:4939-.*

64. **Mol BW, Lijmer JG, Ankum WM, van der Veen F, Bossuyt PM.** A precisão da medição de progesterona sérica única no diagnóstico de gravidez ectópica: uma meta-análise. *Hum Reprod 1998;13:3220-7.*

65. **Barnhart KT, Katz I, Hummel A, Gracia CR.** Diagnóstico presumido de gravidez ectópica. *Obstet Gynecol 2002;100:50510-.*

66. **Pisarska MD, Carson SA, Buster JE.** Gravidez ectópica. *Lancet 1998;351: 111520-.*

67. **Condous G, Kirk E, Lu C, Van Calster B, Van Huffel S, Timmerman D, Bourne T.** Não existe qualquer papel para a curetagem uterina no diagnóstico contemporâneo de mulheres com uma gravidez de localização desconhecida. *Hum Reprod 2006;21:2706-10.*

68. **Colégio Americano de Obstetras e Ginecologistas.** ACOG Practice Bulletin No. 94: Gestão médica da gravidez ectópica. *Obstet Gynecol 2008;111:147985-.*

69. **Stovall TG, Ling FW, Gray LA.** Dose única de metotrexato para tratamento de gravidez ectópica. *Obstet Gynecol 1991;77:7547-.*

70. **Usta IM, Nassar AH, Yunis KA, Abu-Musa AA.** Embriopatia por metotrexato após terapia para gravidez ectópica mal diagnosticada. *Int J Gynaecol Obstet 2007; 99:2535-.*

71. **Nurmohamed L, Moretti ME, Schechter T, Einarson A, Johnson D, Lavigne SV, et al.** Resultado após metotrexato em dose elevada em gravidezes incorretamente diagnosticadas como ectópicas. *Am J Obstet Gynecol 2011;205:533.e1-3.*

72. **van Mello NM, Mol F, Verhoeve HR, van Wely M, Adriaanse AH, Boss EA, et al.** Methotrexate or expectant management in women with an ectopic pregnancy or pregnancy of unknown location and low serum hCG concentrations? Uma comparação aleatória. *Hum Reprod 2013;28:607-.*

73. **Larish A, Kumar A, Kerr S, Langstraat C.** Coriocarcinoma gástrico primário apresentando-se como uma gravidez de localização desconhecida. *Obstet Gynecol 2017;129: 2814-.*

74. **McCarthy CM, Unterscheider J, Burke C, Coulter J.** Coriocarcinoma gestacional metastático: um mascarado em obstetrícia. *Ir J Med Sci 2018;187:1279-.*

75. **Gervaise A.** Directrizes para o tratamento não cirúrgico da gravidez ectópica. *Rev Sage Femme 2004;3:2131-.*

76. **Condous G, Timmerman D, Goldstein S, Valentin L, Jurkovic D, Bourne T.** Gravidez de localização desconhecida: declaração de consenso. *Ultrasound Obstet Gynecol 2006;28:121-2.*

77. **Bobdiwala S, Guha S, Van Calster B, Ayim F, Mitchell-Jones N, Al-Memar M, et al.** O desempenho clínico do modelo de apoio à decisão M4 para fazer a triagem de mulheres com uma gravidez de localização desconhecida como tendo um risco baixo ou elevado de complicações. *Hum Reprod 2016;31:142535-.*

78. **van Mello NM, Mol F, Opmeer BC, Ankum WM, Barnhart K, Coomarasamy A, et al.** Valor diagnóstico da hCG sérica no resultado da gravidez de localização desconhecida: uma revisão sistemática e meta-análise. *Hum Reprod Update 2012;18:60317-.*

79. **Bobdiwala S, Saso S, Verbakel JY, Al-Memar M, Van Calster B, Timmerman D, et al.** Protocolos de diagnóstico para o manejo da gravidez de localização desconhecida: uma revisão sistemática e meta-análise. *BJOG 2019;126: 1908-.*

80. **Van Calster B, Abdallah Y, Guha S, Kirk E, Van Hoorde K, Condous G, et al.** Racionalização da gestão de gravidezes de localização desconhecida: validação temporal e externa de um modelo de previsão de risco em 1962 gravidezes. *Hum Reprod 2013;28:60916-.*

81. **Instituto Nacional de Excelência em Saúde e Cuidados (NICE).** Ectopic pregnancy and miscarriage: diagnosis and initial management (Gravidez ectópica e aborto espontâneo: diagnóstico e tratamento inicial). *Londres: NICE; 2023.*

82. **Colégio Americano de Obstetras e Ginecologistas.** Boletim de prática ACOG nº 193: Gravidez ectópica tubária. *Obstet Gynecol 2018;131:e91103-.*

83. **Comité de Prática da Sociedade Americana de Medicina Reprodutiva.** Tratamento médico da gravidez ectópica: uma opinião do comité. *Fertil Steril 2013;100:638-44.*

84. **Huchon C, Deffieux X, Beucher G, Capmas P, Carcopino X, Costedoat-Chalumeau N, et al.** Perda de gravidez: directrizes de prática clínica francesas. *Eur J Obstet Gynecol Reprod Biol 2016;201:1826-.*

85. **Condous G, Van Calster B, Kirk E, Timmerman D, Van Huffel S, Bourne T.** Prospective cross-validation of three methods of predicting failing pregnancies of unknown location (Validação cruzada prospetiva de três métodos de previsão de gravidezes falhadas de localização desconhecida). *Hum Reprod 2007;22:1156-60.*

86. **Nadim B, Leonardi M, Infante F, Lattouf I, Reid S, Condous G.** Racionalizar a gestão de gravidezes de localização desconhecida: Precisão diagnóstica da árvore de decisão baseada na razão de gonadotrofina coriónica humana em comparação com o modelo de previsão de risco M4. *Ata Obstet Gynecol Scand 2020;99:38190-.*

87. **Bignardi T, Condous G, Alhamdan D, Kirk E, Van Calster B, Van Huffel S, et al.** O rácio hCG pode prever a viabilidade final das gravidezes intra-uterinas de viabilidade incerta na população de gravidezes de localização desconhecida. *Hum Reprod 2008;23:19647-.*

88. **Condous G, Kirk E, Van Calster B, Van Huffel S, Timmerman D, Bourne T.** General obstetrics: Failing pregnancies of unknown location: a prospective evaluation of the human chorionic gonadotrophin ratio. *BJOG 2006;113:5217-.*

89. **Guha S, Ayim F, Ludlow J, Sayasneh A, Condous G, Kirk E, et al.** Triagem de gravidezes de localização desconhecida: o desempenho de protocolos baseados em progesterona sérica única ou níveis séricos repetidos de hCG. *Hum Reprod 2014;29: 93845-.*

90. **Nadim B, Leonardi M, Stamatopoulos N, Reid S, Condous G.** Validação externa do modelo de previsão de risco M4 em uma população australiana: Racionalizando o gerenciamento de gestações de localização desconhecida. *Aust N Z J Obstet Gynaecol 2020;60:92834-.*

91. **Van Calster B, Bobdiwala S, Guha S, Van Hoorde K, Al-Memar M, Harvey R, et al.** Gestão da gravidez de localização desconhecida com base na progesterona sérica inicial e nos níveis séricos de hCG: desenvolvimento e validação de um protocolo de triagem em duas etapas. *Ultrassom Obstétrico Ginecológico 2016;48:6429-.*

92. **Bobdiwala S, Christodoulou E, Farren J, Mitchell-Jones N, Kyriacou C, Al-Memar M, et al.** Triagem de mulheres com gravidez de localização desconhecida usando protocolo de duas etapas, incluindo o modelo M6: estudo de implementação clínica. *Ultrassom Obstétrico Ginecológico 2020;55:10514-.*

93. **Christodoulou E, Bobdiwala S, Kyriacou C, Farren J, Mitchell-Jones N, Ayim F, et al.** Validação externa de modelos para prever o resultado de gestações de localização desconhecida: um estudo de coorte multicêntrico. *BJOG 2021;128: 55262-.*

94. **Condous G, Kirk E, Syed A, Van Calster B, Van Huffel S, Timmerman D, et al.** Os níveis de antigénio de cancro 125 no soro e de creatina quinase prevêem o resultado em gravidezes de localização desconhecida? *Hum Reprod 2005;20:334854-.*

95. **Chetty M, Sawyer E, Dew T, Chapman AJ, Elson J.** The use of novel biochemical markers in predicting spontaneously resolving "pregnancies of unknown location". *Hum Reprod 2011;26:131823-.*

96. **Barnhart K, van Mello NM, Bourne T, Kirk E, Van Calster B, Bottomley C, et al.** Gravidez de localização desconhecida: uma declaração de consenso sobre nomenclatura, definições e resultados. *Fertil Steril 2011;95:85766-.*

APÊNDICES

Apêndice 1: Classificação do resultado final das gravidezes com localização indeterminada [96]

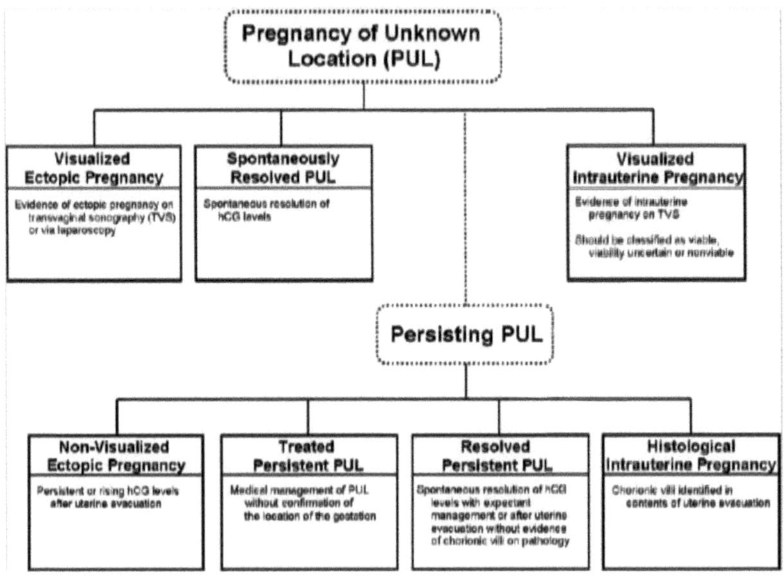

Apêndice 2: Classificação do resultado final das gravidezes de localização indeterminada de acordo com o rácio HCG [[1]

Apêndice 3: Estratificação do risco de gravidez de localização indeterminada utilizando o modelo matemático M4 [80]

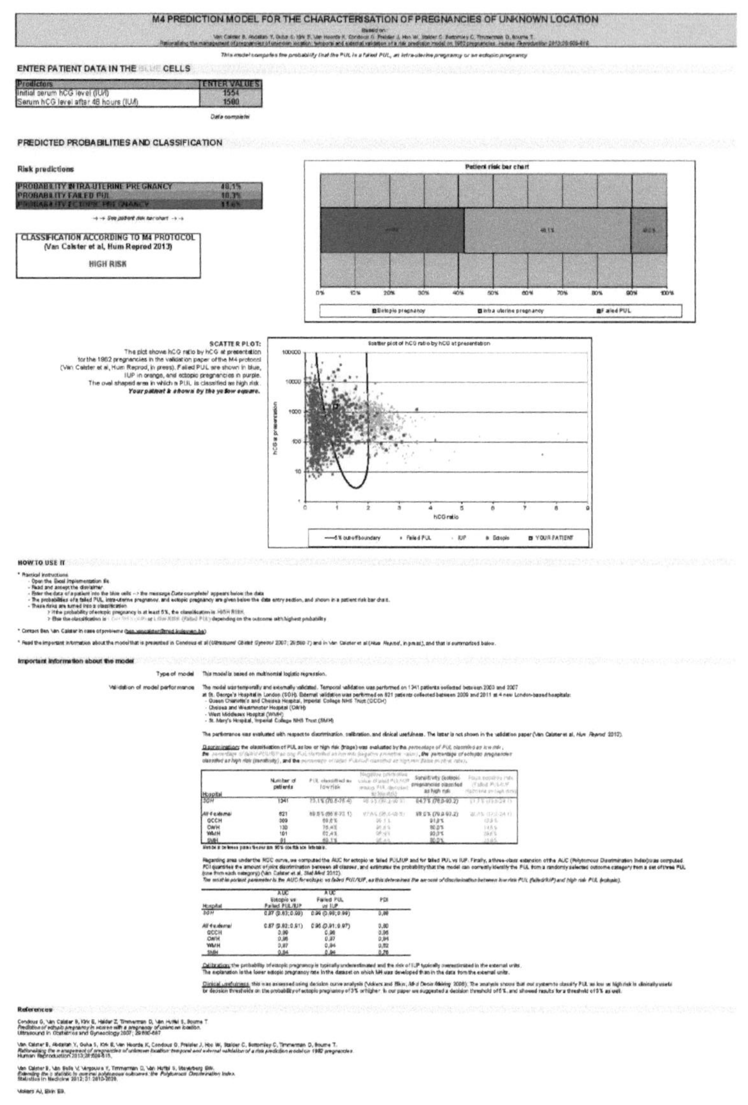

Apêndice 4: Algoritmo para triagem e gestão de gravidezes de localização indeterminada utilizando o modelo M4 [77]

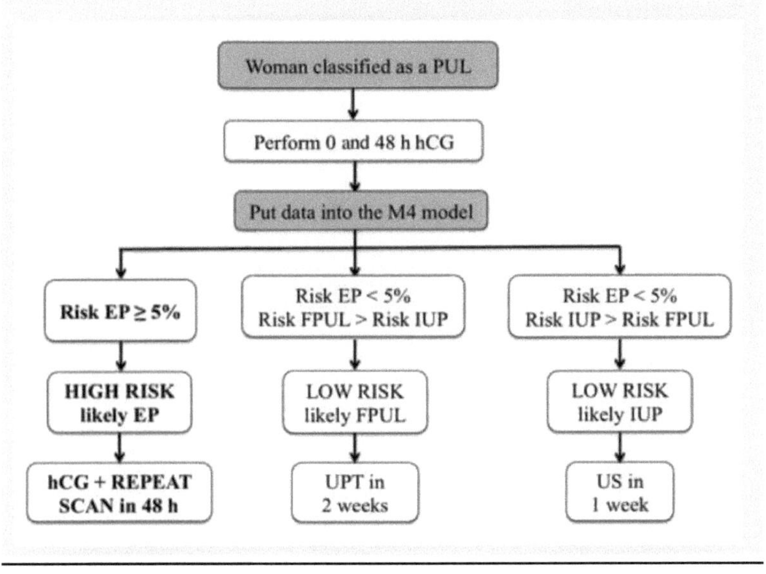

Formulário de recolha de dados

1) **Identité de la patiente**

- Nom   :
- Prénom   :
- Numéro du dossier :   /
- Age   :
- Adresse   :
- Profession :

2) **Etat civil**

- Célibataire   ☐

- Mariée   ☐

- Veuve   ☐

- Divorcé   ☐

3) **ATCDs**

*Médicaux :   Tuberculose   oui   ☐   non   ☐
                          IST   oui   ☐   non   ☐

                          Autres : ....

*Chirurgicaux :   Chirurgie abdomino- pelvienne   oui   ☐   non   ☐

                          Si oui à préciser :..

                          Voie d'abord : Laparotomie   ☐   cœlioscopie   ☐

*Gynécologiques :

- Ménarche :
- Régularité du Cycle :
- Durée du cycle :
- DDR :
- Dyspareunie : Oui   ☐   Non   ☐
- Dysménorrhée :   Oui   Non
- Plastie tubaire : Oui   Non
- Endométriose : Oui   Non
- Infertilité : Oui   Non
       Si oui durée :......................... Ans

- **GEU :**

Si oui traitement :   médical   ☐

                           Chirurgical   ☐   : Laparotomie ☐ cœlioscopie   ☐

                                 Conservateur   ☐ n conservateur   ☐

- **IGH :**

    Si oui traitement : Médical   ☐

                    Chirurgical ☐   par cœlioscopie ☐ laparotomie   ☐

4) **Obstétriques :**

- Gestité :
- Parité :
- Avortements :   IVG ☐ ou Spontané   ☐

                    Médical ☐ Chirurgical   ☐

- Accouchement :   VB   ☐

                         CS   ☐

5) **Autres FDR / HDV :**

- Tabac :   oui ☐ non   ☐

    Si oui _____ PA   ☐

- Inducteur de l'ovulation : oui ☐   non   ☐
- IAC :   Oui   Non
- FIV/ICSI :   Oui   Non

- Contraception :   oui   Non   Si oui,

    préciser : DIU   ☐   micro progestatif ☐   autres ………………………………………

6) **Examen clinique :**

    ➤ Interrogatoire:

- Durée de l'aménorrhée : ………jours
- Douleurs pelviennes spontanées : oui   non
- Métrorragies : oui   non
- Signes sympathiques de la grossesse :   Nausée   ☐

                                       Vomissement   ☐

          Autres :

➤ Inspection :

- Etat général :
- Pâleur :
- Etat de conscience :

➤ Examen physique :

- Général :   *TA :

                      *FC :

                      *T :

                      *Etat abdominal :   ASED   ☐

                                Sensibilité ou défense   ☐

                                      Si oui siège :

- Gynécologiques :

              Spéculum :   * MTR   oui ☐   non ☐
                            * Col fermé   oui ☐   non ☐

              TV : *Utérus de taille normale ☐   augmentée   ☐

                    *Masse annexielle   oui ☐ non ☐
                    * Douleur CDS   oui ☐ non ☐

7) Examens para cliniques :

    ➤ Biologique :   *   dosage β-HCG initial :
                            *   dosage β-HCG dans 48h :

                            * NFS : Hb :   g/dl   Plq :............/mm^3

                                  TP :   TCA :

                            *Autres

    ➤ Echographie :

Epaisseur de l'endomètre :

Annexes :

Epanchement : oui   non

Si oui : abondance

Autres :..

8) Durée d'hospitalisation :..........jours
9) Nombre d'échographies avant d'atteindre le diagnostic final :...........................
10) Nombre de dosages de β-HCG d'atteindre le diagnostic final :...........................

11) Diagnostic final :

> GEU :
> GLI non évolutive :
> GIU évolutive :
> GIU arrêtée :

12) PEC :

Médicale   :   ☐

Chirurgicale :   conservateur   ☐   non conservateur   ☐

                     Laparotomie   ☐   cœlioscopie   ☐

Indication de la chirurgie :
-   Echec de MTX
-   Taille de la MLU>4cm :
-   Epanchement de grande abondance
-   syndrome fissuraire (douleurs)
-   Autres :
Hémoglobine post-opératoire : ....g/dl

Abstention :   ☐

1. Diagnóstico de gravidezes de localização indeterminada

A gravidez de localização indeterminada (GLI) é definida como qualquer gravidez
detectada por uma análise de urina ou de sangue, mas cuja localização não pode ser
determinada por ecografia endovaginal.

2. Acompanhamento de gravidezes de localização indeterminada

No nosso serviço, todas as mulheres que apresentam um diagnóstico inicial de LIG
são internadas no hospital. São submetidas a uma série de testes de β-HCG de 48
em 48 horas, pelo menos em conjunto com uma ecografia pélvica endovaginal, até
ser feito um diagnóstico final. Nessa altura, será recomendado um tratamento
adequado.

3. Critérios de diagnóstico da gravidez ectópica

O diagnóstico de gravidez ectópica (PE) é feito quando :

- Estagnação da β-HCG (variação inferior a 15% a cada 48 horas em três
  determinações consecutivas) sem aparecimento de sinais ecográficos
- O aparecimento de uma massa latero-uterina na ecografia +/- derrame
- Um nível de β-HCG >3500mUI/mL com um útero vazio
- O quadro clínico de uma EP com rutura/fissura

4. Tratamento da gravidez ectópica

4.1. Tratamento médico : Metotrexato

A dose recomendada é de 1 mg/kg.

A via de administração mais comummente utilizada é a parentérica (IM).

Efeitos indesejáveis: neutropenia, citólise hepática, diarreia. Estes efeitos são

Normalmente, é rapidamente reversível, mas requer uma avaliação antes do tratamento.

A avaliação pré-tratamento inclui :

- um hemograma completo (CBC)

- um controlo do fígado

- e função renal

Controlo do tratamento médico :

Deve ser rigoroso: Clínico + Biológico + Ultrassom

- Monitorização clínica: procurar sinais clínicos como dor de exacerbação recente ou metrorragia. Exame físico: procurar sinais de sensibilidade de início recente.
- Controlo biológico

Medição quantitativa de ß-HCG em D0, D4 e D7 e depois semanalmente até à negatividade completa.

O quadro seguinte resume o planeamento do tratamento médico com MTX para GEU.

J0	Determinação quantitativa de ß-HCG, GS, Rhesus, RAI, CBC, plaquetas, PT, APTT, creatininemia, AST, ALT Consulta pré-anestésica MTX 1 mg/kg IM dose única	
J4	Ensaio quantitativo de ß-HCG Exame de ultrassom endovaginal	D4: O nível de ß-HCG deve ser < 150% do nível inicial Se > 150% e o doente estiver assintomático: 2ª dose de MTX*.

		Se > 150% e agravamento clínico ou ecográfico: falha do tratamento médico e encaminhamento para cirurgia
J7	Ensaio quantitativo de ß-HCG Exame de ultrassom endovaginal	Dia 7: Nível de HCG < 85% do nível inicial Continuar a monitorização semanal do ß-HCG até ser negativo Se >85% e o doente estiver assintomático: 2ª dose de MTX Se > 85% e agravamento clínico ou ecográfico: falha do tratamento médico e encaminhamento para cirurgia

<u>Indicações para tratamento médico :</u>

O tratamento médico só é autorizado em primeiro lugar após a avaliação de um índice de gravidade. Está reservado às PE jovens e/ou ligeiramente progressivas. Por vezes, este tratamento é proposto para evitar uma laparoscopia difícil (obesidade, risco anestésico, mulheres que foram submetidas a múltiplas operações ou que têm múltiplas aderências), ou em certas formas particulares de PE (após fertilização in vitro, PE intersticial ou angular). O tratamento médico é indicado como tratamento de segunda linha, ou seja, após falha do tratamento cirúrgico conservador (por exemplo, os níveis de HCG permanecem elevados após 48 horas de salpingotomia). Neste caso, uma injeção de metotrexato pode permitir a eliminação do trofoblasto residual.

4.2 Tratamento cirúrgico

O tratamento cirúrgico pode ser :
- Radical: Salpingectomia laparoscópica ou, mais raramente, laparotomia
- Conservador: Salpingotomia laparoscópica ou, mais raramente, laparotomia

A monitorização pós-operatória da diminuição dos níveis plasmáticos de βHCG é essencial após qualquer tratamento conservador.

A β-HCG plasmática é medida por rotina às 48 horas:

- Se inferior a 15% do nível inicial: sucesso terapêutico, pelo que não é necessária mais nenhuma dose.
- Se a taxa inicial for superior a 35%: falha terapêutica, na ausência de manifestações clínicas, está previsto um tratamento médico adicional com metotrexato.
- Entre 15 e 35%, a evolução é geralmente favorável, mas requer um controlo semanal do βHCG plasmático até à negativação completa.

Indicações para o tratamento cirúrgico :

A laparotomia está indicada nos casos de :

- Rutura tubária com hemorragia cataclísmica e inundação peritoneal

- Choque grave

- Obesidade extrema

- Contra-indicações para a laparoscopia

-Instalações técnicas insuficientes.

Noutros locais, a laparoscopia é a abordagem habitual:

4.2.1. INDICAÇÃO PARA TRATAMENTO CONSERVADOR: SALPINGOTOMIA :

Deve ser sempre preferido, sobretudo se houver desejo de engravidar. Se a trompa contralateral for patológica, deve também ser considerado um tratamento conservador.

4.2.2. INDICAÇÃO PARA TRATAMENTO RADICAL: SALPINGECTOMIA

- Não há desejo de uma gravidez posterior,

- Útero danificado, lesões anatómicas evidentes que indiquem um risco elevado de recorrência de EP

. Hemorragia tubária incontrolável

- Recorrência homolateral de um PE

. História de plastia tubária homolateral ao PE

4.3. Abstenção terapêutica

A abstenção terapêutica pode ser proposta desde que :

-O doente é assintomático e pode ser facilmente monitorizado

-Nível plasmático de β-HCG<100 UI/ml e diminuição deste nível após 48 horas,

-Ausência de hemoperitoneu.

<table>
<tr><td>TÍTULO</td><td>Modelo M4 e rácio HCG: desempenho na previsão do resultado de gravidezes de localização desconhecida</td></tr>
</table>

Resumo

Introdução: A gravidez de localização desconhecida (PUL) representa um desafio diagnóstico e de gestão. Vários biomarcadores têm sido propostos para estratificar o risco de PUL, dentre os quais os mais utilizados são os níveis séricos de progesterona, a razão HCG e os modelos matemáticos M4 e M6. O objetivo deste estudo foi avaliar o desempenho do modelo M4 e do rácio HCG na estratificação do risco de gravidezes de localização desconhecida.

Métodos: Estudo unicêntrico, retrospetivo, descritivo e analítico, realizado durante um período de 6 anos e 4 meses, de 1 de janeiro de 2017 a 30 de abril de 2023, envolvendo 384 casos de gravidez de localização desconhecida registados no Serviço de Obstetrícia e Ginecologia do Hospital Regional de Ben Arous.

Resultados: Recolhemos 384 casos de PUL. A idade média das nossas pacientes foi de 32,8 anos. Os principais factores de risco para gravidez ectópica (PE) apresentados pelas nossas doentes foram: antecedentes de PE (11,3%), antecedentes de cirurgia tubária (4%) e antecedentes de infertilidade (6%). A razão HCG teve a maior sensibilidade (Se) (84,6%) e valor preditivo negativo (VPN) (99,1%) para o grupo de gestações intra-uterinas não evolutivas (IUP) ou PUL falhadas (razão HCG <0,87). A especificidade (Sp) mais elevada (91,4%) e o valor preditivo positivo (VPP) mais elevado (80,6%) foram observados no grupo de IUP em evolução. Para o diagnóstico de EP (razão HCG entre 0,87 e 1,66), os parâmetros de desempenho da razão HCG foram os seguintes: Se (79,3%), Sp (84,5%), VPP (76,8%) e VPN (86,4%). Estabelecemos novos pontos de corte para a razão HCG: uma razão entre 0,77 e 1,63 teve um Se de 96% com um VPN de 95,6% na predição do risco de EP. O modelo M4 mostrou resultados modestos na predição do desfecho de TEP usando o limiar de 5% (Se de 59%, Sp de 41,7%, VPP de 40,2% e VPN de 88,7%). Em nossa população, um limiar de 11% para o modelo M4 forneceu o melhor compromisso entre Se e VPL (Se em 81%, Sp em 77%, VPP em 65% e VPL em 90%). Desenvolvemos um novo score preditivo para EP em doentes com PUL, incorporando as três variáveis estatisticamente significativas: um rácio HCG entre 0,78 e 1,63 (OR: 3,848), ß-HCG inicial >1000 IU/L (OR: 1,975) e espessura endometrial <10 mm (OR: 1,279). Este score mostrou um desempenho promissor na predição do risco de

PUL: sensibilidade de 91%, especificidade de 93%, VPP de 95% e VPN de 94%. Em termos de custos de saúde, demonstrámos que a utilização do rácio HCG e do Modelo M4 conduziria a poupanças significativas, particularmente no grupo de mulheres de baixo risco.

Conclusão: A prevalência de PUL continua a aumentar e a sua gestão implica custos sociais e de saúde elevados. Uma estratégia de diagnóstico adaptada de acordo com métodos de estratificação de risco representa uma alternativa interessante tanto para o doente como para o médico, bem como para o sistema de saúde.

Palavras-chave	*Gravidez ectópica, Aborto retido, Modelo matemático, Razão HCG, Prognóstico*

TÍTULO	**Modelo M4 e rácio HCG: desempenho na previsão do resultado de gravidezes de localização indeterminada**

Resumo

Introdução: A gravidez de localização indeterminada (GIG) constitui um problema em termos de diagnóstico e tratamento. Vários biomarcadores têm sido propostos para estratificar o risco de IGG, sendo os mais utilizados a progesterona sérica, o rácio HCG e os modelos matemáticos M4 e M6. O objetivo deste estudo foi avaliar o desempenho do modelo M4 e do rácio HCG na estratificação de risco de gravidezes de localização indeterminada.

Métodos: Estudo unicêntrico, retrospetivo, descritivo e analítico realizado durante um período de 6 anos e 4 meses, de 1 de janeiro de 2017 a 30 de abril de 2023, abrangendo 384 casos de gravidezes com localização indeterminada registados no serviço de ginecologia e obstetrícia do hospital regional de Ben Arous.

Resultados: Foram coletados 384 casos de LIG. A idade média das nossas pacientes foi de 32,8 anos. Os principais factores de risco para gravidez ectópica (PE) apresentados pelas nossas doentes foram: Gravidez ectópica prévia (11,3%), plastia tubária prévia (4%) e infertilidade prévia (6%). O rácio HCG teve a melhor sensibilidade (Se) (84,6%) e valor preditivo negativo (NPV) (99,1%) para o grupo de gravidezes intra-uterinas não progressivas (UIP) ou GLI falhadas (rácio HCG <0,87). O Sp (91,4%) e o VPP (80,6%) mais elevados foram observados no grupo das UIP progressivas. Para o diagnóstico de EP (razão HCG entre 0,87 e 1,66), os parâmetros de desempenho da razão HCG foram os seguintes: Se (79,3%), Sp (84,5%), VPP (76,8%) e VPN (86,4%). Estabelecemos novos pontos de corte para o rácio HCG: um rácio entre 0,77 e 1,63 teve um Se de 96% com um VPN de 95,6% na previsão do risco de EP. O modelo M4 apresentou resultados modestos na previsão do resultado final de LIG utilizando o limiar de 5% (Se de 59%, Sp de 41,7%, VPP de 40,2% e VPN de 88,7%). Na nossa população, um limiar de 11% para o modelo M4 forneceu o melhor compromisso entre Se e NPV (Se 81%, Sp 77%, PPV 65% e NPV 90%). Desenvolvemos um novo score preditivo de EP em doentes com IGG, com três parâmetros estatisticamente significativos como variáveis: Um rácio de HCG entre 0,78 e 1,63 (OR: 3,848), ß-HCG inicial >1000 UI/L (OR: 1,975) e espessura endometrial <10 mm (OR: 1,279). Este score mostrou um desempenho promissor na previsão do risco de LIG: sensibilidade de 91%, especificidade de 93%, VPP de 95% e VPN de 94%. Em termos de custos de saúde, demonstrámos que a utilização do rácio HCG e do modelo M4 permitiria realizar poupanças significativas, nomeadamente no grupo de mulheres de baixo risco.

Conclusão: A prevalência da LIG continua a aumentar. A sua gestão está na origem de elevados custos sociais e de saúde. Uma estratégia de diagnóstico adaptada, baseada na estratificação do risco, representa uma alternativa interessante para os doentes, os médicos e o sistema de saúde.

Palavras chave	*Gravidez ectópica, Gravidez interrompida, Modelo matemático, Razão HCG, Prognóstico*